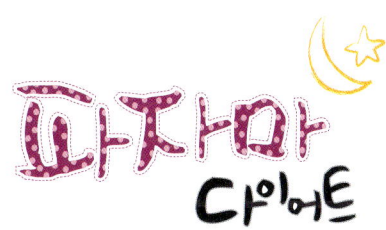
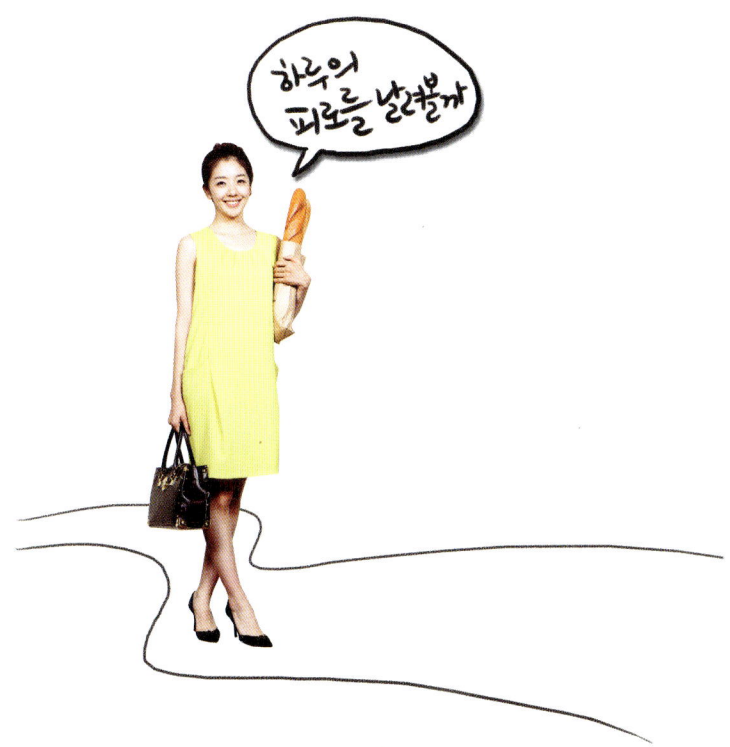

도움 주신 분들
이너웨어 이랜드그룹 헌트, 바디팝 www.eland.co.kr
트레이닝복 아디다스코리아
사은품 DHC코리아
헤어&메이크업 정현정파라팜 02-540-6353

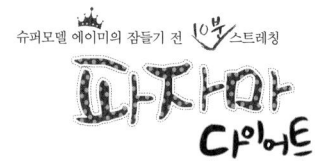

펴낸날 초판 1쇄 2010년 3월 5일 | 초판 11쇄 2012년 2월 10일

지은이 에이미 | **감수** 김지훈

펴낸이 임호준
이사 이동혁 | **편집장** 김소중 | **편집** 윤은숙 장재순 나정애 김영혜 권지숙 이민주 윤세미
디자인 이지선 왕윤경 | **마케팅** 강진수 이유빈 | **경영지원** 김의준 나은혜 | **e-비즈** 표형원 공명식 최승진

펴낸곳 비타북스 | **발행처** ㈜헬스조선 | **출판등록** 제2-4324호 2006년 1월 12일
주소 서울특별시 중구 태평로1가 61 | **전화** (02) 724-7636 | **팩스** (02) 722-9339
홈페이지 www.vita-books.co.kr | **블로그** blog.naver.com/vitabooks

사진 조은선 | **디자인** 문예진 | **조판** 윤지회

ⓒ 에이미, 2010
사진 ⓒ ㈜헬스조선

이 책은 저작권법에 따라 보호를 받는 저작물이므로 무단 전재와 무단 복제를 금지하며,
이 책 내용의 전부 또는 일부를 이용하려면 반드시 저작권자와 ㈜헬스조선의 서면 동의를 받아야 합니다.

ISBN 978-89-93357-29-5 14510
ISBN 978-89-93357-28-8 (set)

책값은 뒤표지에 있습니다. 잘못된 책은 바꾸어 드립니다.

슈퍼모델 에이미의 잠들기 전 10분 스트레칭

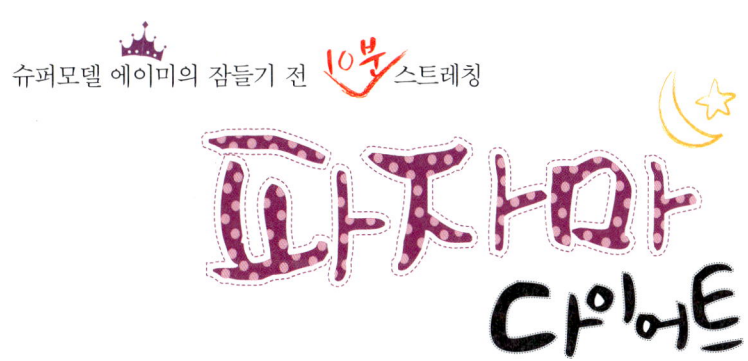
파자마 다이어트

에이미 지음
김지훈 감수

비타북스

추천하는 글

잠들기 전 10분 파자마 다이어트가 중요한 이유

다이어트를 하려고, 헬스클럽에서 매일 땀을 흘려 운동할 계획을 세우거나 1시간씩 매일 걷기 운동을 결심하는 등 큰 변화를 다짐하는 사람들이 많다. 하지만 처음 계획할 때의 마음가짐을 꾸준히 유지하기란 쉽지 않다. 특히, 시간적으로나 신체적으로 부담이 되는 계획은 '작심삼일(作心三日)'로 끝나기 십상이다. 이럴 거면 차라리 일주일에 한 번, 하루 1시간 운동을 하는 것보다 하루 몇 분씩이라도 일주일 동안 꾸준히 하는 것이 훨씬 좋다. 물론, 1시간씩 매일 운동을 유지하는 것이 최선이겠지만, 매번 중간에 포기하는 사람은 10분이라도 매일 스트레칭 하는 게 훨씬 좋다.

하루 24시간(즉 1,440분) 중 10분이라는 시간은 0.7%에도 미치지 않는 짧은 시간이다. 하지만 이 짧은 시간이나마 작은 변화를 주려고 노력한다면, 나머지 1,430분의 시간 전체가 바뀔 수 있다. 특히, 잠들기 전 10분 스트레칭은 하루의 피로를 회복하는 데 도움을 줄 뿐 아니라, 숙면에도 도움을 주어 다음 날 컨디션에도 좋은 영향을 준다. 특히 저녁에는 부신피질 호르몬과 갑상선 자극 호르몬 분비량이 늘어날 수 있는데, 이들 호르몬은 신진대사를 증가시키며 신체의 각성도를 높여 운동효율을 증대시킨다. 스트레칭은 그 자체로 근육이 이완되는 동시에 틀어진 자세도 교정되는 효과가 있다. 또 큰 근육을 사용하는 동작이 많아 복부를 감싸고 있던 지방도 줄여준다. 게다가 저녁에 하면 근육이 풀려서 새벽보다 근육의 뻣뻣함이 훨씬 적어 부담도 적다.

잠들기 전 스트레칭은 고혈압 환자에게도 좋다. 밤에는 혈압이 낮기 때문에 혈압상승도 적기 때문이다. 잠들기 전 스트레칭은 잠잘 때 뇌에 멜라토닌과 성장호르몬의 분비도 촉진한다. 청소년들의 경우 키를 크게 하고 성인의 경우 면역력 증강과 노화방지 효과를 기대할 수 있다. 가벼운 스트레칭은 하루 동안 스트레스로 지친 자율신경을 달래줌으로써 소화불량과 두통, 변비와 설사, 불면증 같은 증상들을 개선하는 데도 도움을 준다.

스트레칭은 거창한 운동이나 비법은 아니지만, 매일 꾸준히 한다면 조금씩 내 몸의 변화를 느낄 수 있을 것이다. 더 나아가 습관이 됐을 땐 단순히 살이 빠지고 예뻐지는 것 이상의 건강효과를 보게 될 것이다.

김하진_365mc 비만클리닉 수석원장

잠들기 전 10분 파자마 다이어트를 즐기자

상쾌한 아침을 맞으려면 '잠들기 전 10분'을 놓치지 마세요. 이 시간에 스트레칭을 하면, 우리 몸에 보탬이 되는 게 많습니다. 우선 피로해진 근육의 긴장이 풀려 깊은 잠을 잘 수 있습니다. 또 노폐물 제거 역시 원활해집니다. 스트레칭을 하면 호르몬 분비가 조절되어 우리 몸이 균형을 유지하게 됩니다. 그리고 근육의 긴장을 풀고 호흡을 깊고 편하게 하면 숙면을 취할 수 있습니다. 그렇기 때문에 잠들기 전 10분 스트레칭만 꾸준히 해도 피곤함의 악순환에서 벗어날 수 있습니다.

낮 동안 일에 지쳐 밤 늦게 집에 들어오면 피곤해서 운동하고 싶은 생각이 들지 않습니다. 그래서 대부분 잠시 쉬다가 잠을 청하는데, 이때 스트레칭을 해주면 낮 동안 업무에 지쳐버린 정신 에너지와 육체 에너지 사이에 흐트러진 에너지 균형을 맞출 수 있습니다. 근육 역시 이완할 수 있어서 보다 빠르고 효율적으로 몸의 회복을 도울 수 있습니다.

그렇다고 잠들기 전에 활동을 격렬히 해서는 안 됩니다. 그러면 수면을 유발하는 호르몬을 줄어들기 때문에 숙면을 방해합니다. 간단하게 피로한 근육을 이완시켜주는 정도면 충분합니다. 그러면 잠도 깊고 편안하게 잘수 있는 몸 상태가 됩니다. 그런 의미에서 에이미의 잠들기 전 10분 파자마 다이어트는 피곤한 하루를 정리하는 데안성맞춤입니다.

최영미 월간 「헬스조선」 편집장

차례

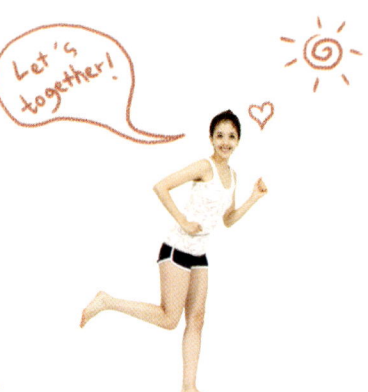

추천하는 글 4 / 이 책을 보는 법 8 / Let's Try 10

01 슈퍼모델 에이미와 함께하는 파자마 다이어트

에이미가 말하는 파자마 다이어트 14 / 매일 아침, 내 몸에 에너지 전율을 일으키자 15 / 파자마 다이어트를 위한 step by step 16 / 파자마 다이어트 전 주의사항 20 / 효과적인 파자마 다이어트를 위한 팁 22

02 활기찬 일상을 만드는 요일별 파자마 다이어트

- ♥ **베이직 파자마 다이어트** 호흡하기 26 / 목 풀어주기 27 / 어깨에 힘주었다가 풀기 28 / 몸 길게 뻗기 29
- ♥ **월요일** 상체의 유연함 살리기 30 / 뻐근한 등 시원하게 하기 31 / 뻐근한 다리 풀어주기 32 / 온몸 편하게 하기 33 / Let's Break~! 파프리카밀크세이크 & 흑초사과세이크 34
- ♥ **화요일** 등, 허리 군살 없애기 36 / 날씬한 허리 라인 만들기 37 / 매력적인 골반 만들기 38 / 허벅지 사이즈 줄이기 39 / Let's Break~! 내 몸이 원하는 건강한 목욕 40
- ♥ **수요일** 아름다운 복부 만들기 42 / 하체 피로 풀어주기 43 / 골반 부드럽게 하기 44 / 온몸 편하게 하기 45 / Let's Break~! 숙면과 척추 건강 위한 베개 선택법 46
- ♥ **목요일** 피곤한 몸에 휴식 주기 48 / 굳은 어깨 풀어주기 49 / 복부 지방 줄이기 50 / 예쁜 다리 만들기 51 / Let's Break~! 맛있는 건강 과일 주스 52
- ♥ **금요일** 예쁜 골반 만들기 54 / 다리 피로 풀기 55 / 탄력 있고 유연한 다리 만들기 56 / 유연한 발목 만들기 57 / Let's Break~! 정말 아무것도 안 바르면 피부가 좋아질까? 58
- ♥ **토요일** 고양이등 만들기 60 / 엎드려 상체 들기 61 / 상체들어 뒤 보기 62 / 예쁜 엉덩이 만들기 63 / Let's Break~! 피부건강의 첫 단계, 뷰티습관부터 점검하세요 64
- ♥ **일요일** 어깨, 팔 군살 빼기 66 / 건강한 어깨 관절 만들기 67 / 등 라인 살리기 68 / 허벅지, 힙 라인 살리기 69 / Let's Break~! 현대인 쾌면 생활백서 70

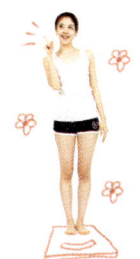
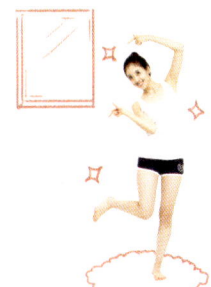

03 내 몸을 살리는 파자마 다이어트

♥ **디톡스 스트레칭** 뭉친 어깨 풀기 74 / 뻣뻣한 목 풀기 75 / 아픈 골반 통증 없애기 76 / 온몸 부기 빼기 77 / 더부룩한 속 달래기 78 / 지끈지끈 아픈 머리 달래기 79 / 굳은 등 피로 풀기 80 / 쑤시는 발목, 무릎 풀기 81 / 생리통 없애기 82 / 온몸에 활기 넣기 83 / 집중력 높이기 84 / 우울한 기분 없애기 85 / 무기력증 없애기 86 / 욱신거리는 온몸 풀기 87 / 허리 통증 없애기 88 / 변비 없애기 89 / 피곤한 손발 달래기 90 / 기운 없는 팔 달래기 91 / 다리 부기 빼기 92 / 하이힐 통증 없애기 93 / Let's Break~! 하루 물 8잔 마시기 어렵지만 한 당신에게 수분 부족을 알리는 아홉 가지 신호 94

♥ **미용 스트레칭** 등허리 매끈하게 하기 96 / 허리 라인 탄력 있게 하기 97 / 가슴을 볼륨있게 만들기 98 / 늘어진 팔뚝 엣지있게 하기 99 / 처진 엉덩이 UP시키기 100 / 코끼리 허벅지 날씬하게 하기 101 / 종아리 슬림하게 만들기 102 / 허벅지, 엉덩이 라인 만들기 103 / 발목 날씬하게 하기 104 / 얼굴, 턱선 아름답게 하기 105 / Let's Break~! 지방 연소를 돕는 식품 106

♥ **리프팅 페이스 요가** 이마 주름 없애기 108 / 미간 주름 없애기 109 / 눈 밑 주름 없애기 110 / 팔자 주름 없애기 111 / 목 주름 없애기 112 / 모공 조이기 113 / 두통 완화하기 114 / 충혈된 눈 피로 풀기 115 / 부은 갑상선 다스리기 116 / Let's Break~! 놀라운 녹차의 위력 117 / 뾰루지 완화하기 118 / 기미 주근깨 없애기 119 / 수분 머금은 피부 만들기 120 / 화장 잘 받는 피부 만들기 121

♥ **기능성 스트레칭** 무릎 세워 뒷발 당기기 122 / 골반 들어올리기 123 / 무릎 세우기 124 / Let's Break~! 생식기 건강 UP 시키는 PC 운동 125

♥ **골반교정 파자마 다이어트** 엉덩이 유연성 높이기 126 / 골반 교정하기 127

♥ **커플 파자마 다이어트** 온몸 피로 풀어주기 128 / 커플 골반 교정자세 I 129 / 커플 골반 교정자세 II 130 / 커플 골반 교정자세 III 131 / 커플 골반 교정자세 IV 132 / Let's Break~! 활력을 주는 석류팩 VS 딸기팩 133

♥ **아랫배를 따뜻하게 하는 스트레칭** 엎드려서 상체 세우기 134

이 책을 보는 법

운동 효과
스트레칭을 함으로써 몸의 각 부분에서 일어나는 효과를 설명했습니다. 이 스트레칭을 하면 내 몸의 어디가 좋아지는지 잘 알아보세요.

동작 유지
스트레칭 동작 과정 중 그 자세로 머물러 있어야 하거나 호흡을 유지해야 하는 시간을 표시해두었습니다. 동작의 과정 중 가장 중요한 동작이므로 잘 보고 따라 하세요.

Advance 고급 동작
단기간에 빠른 효과를 얻고 싶거나 동작을 여러 번 따라 해서 고난도의 동작을 할 수 있을 때 도전해보세요.

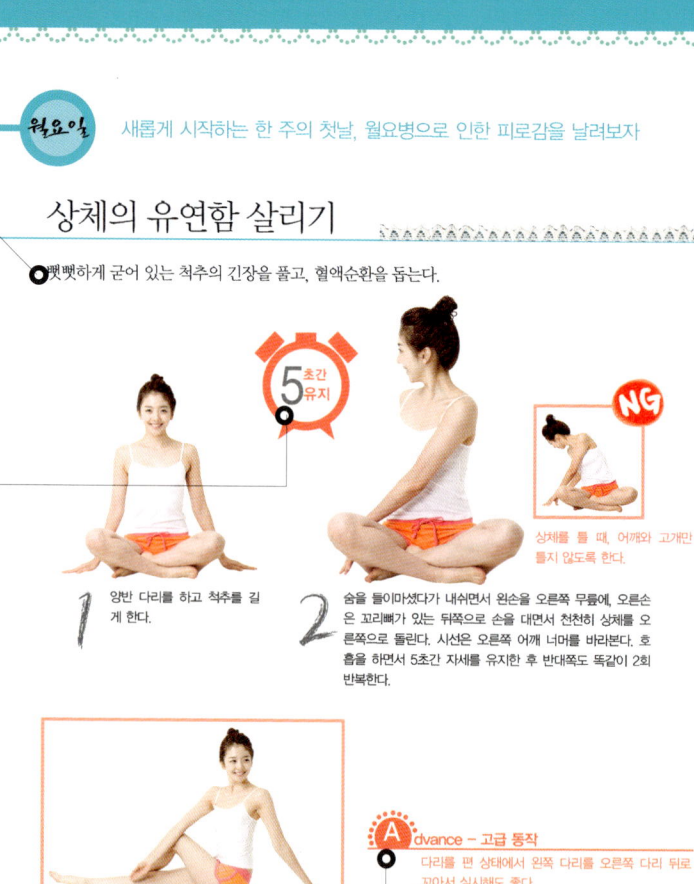

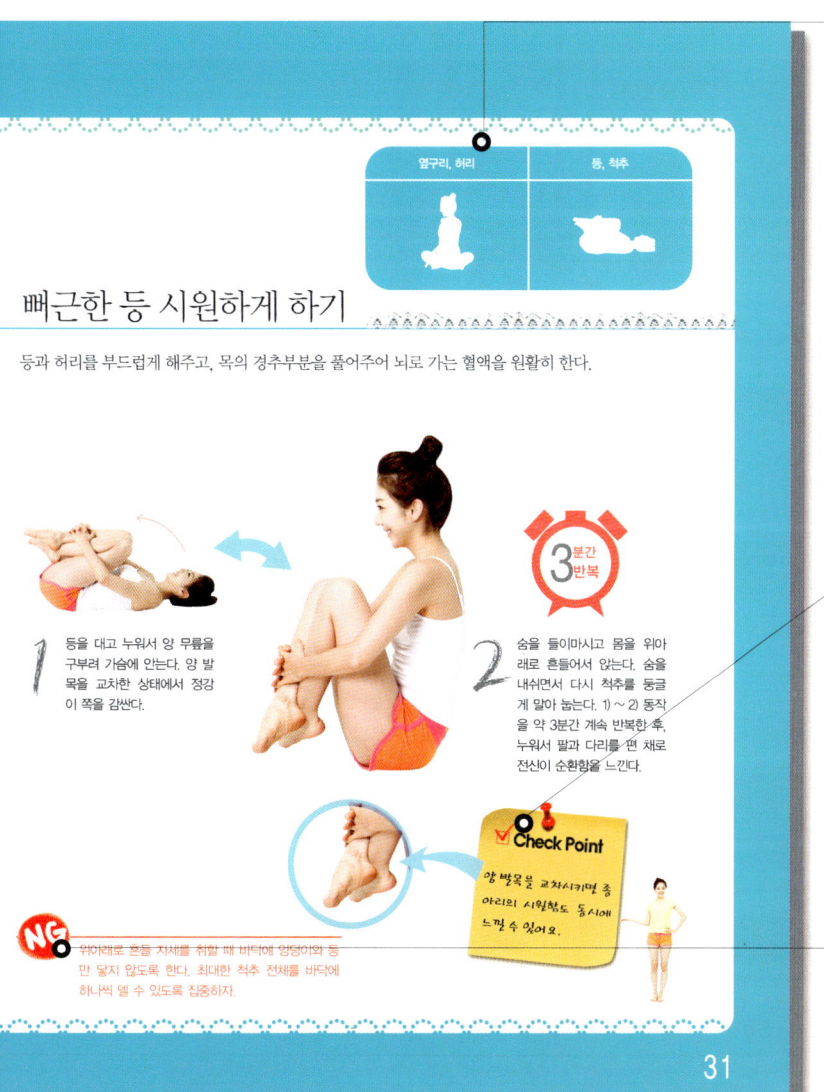

운동 부위
스트레칭 동작을 할 때 운동이 되는 몸의 부위를 정리했습니다.

Check Point
동작을 취할 때 주의해야 할 점을 꼼꼼하게 정리했습니다.

NG
동작을 취할 때 틀리기 쉬운 점을 꼼꼼하게 정리했습니다.

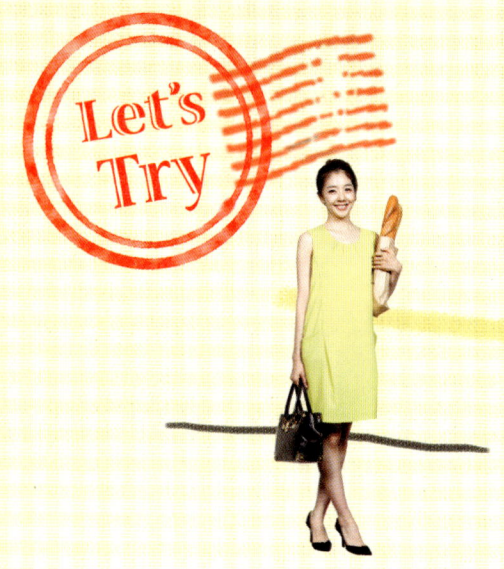

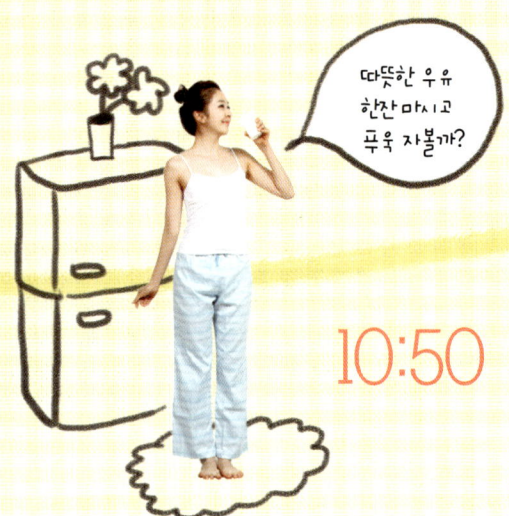

10:50

하루 종일 고생한 내 몸을 위해
자기 전에 파자마 다이어트
꼭 잊지 말고 해야지!

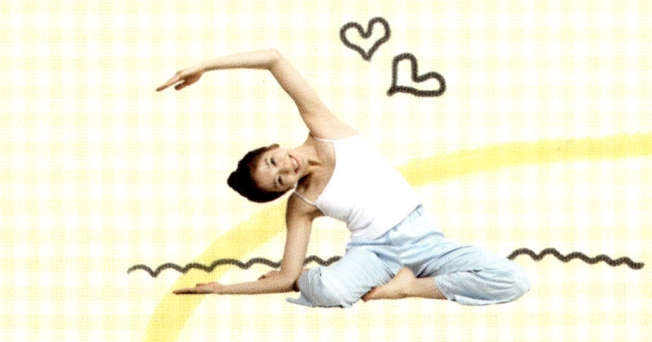

스트레칭으로 균형잡힌 골반 만들기

꾸준히 하다보면 꿀벅지가 돼있겠지 ^^

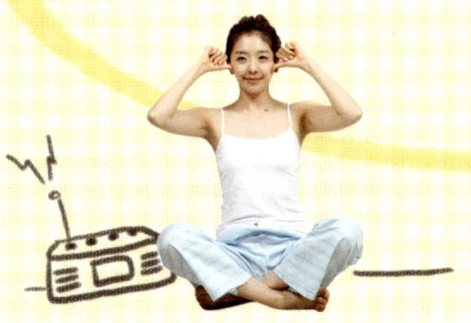

페이스 요가로 또렷하고 조막만 한 얼굴을~

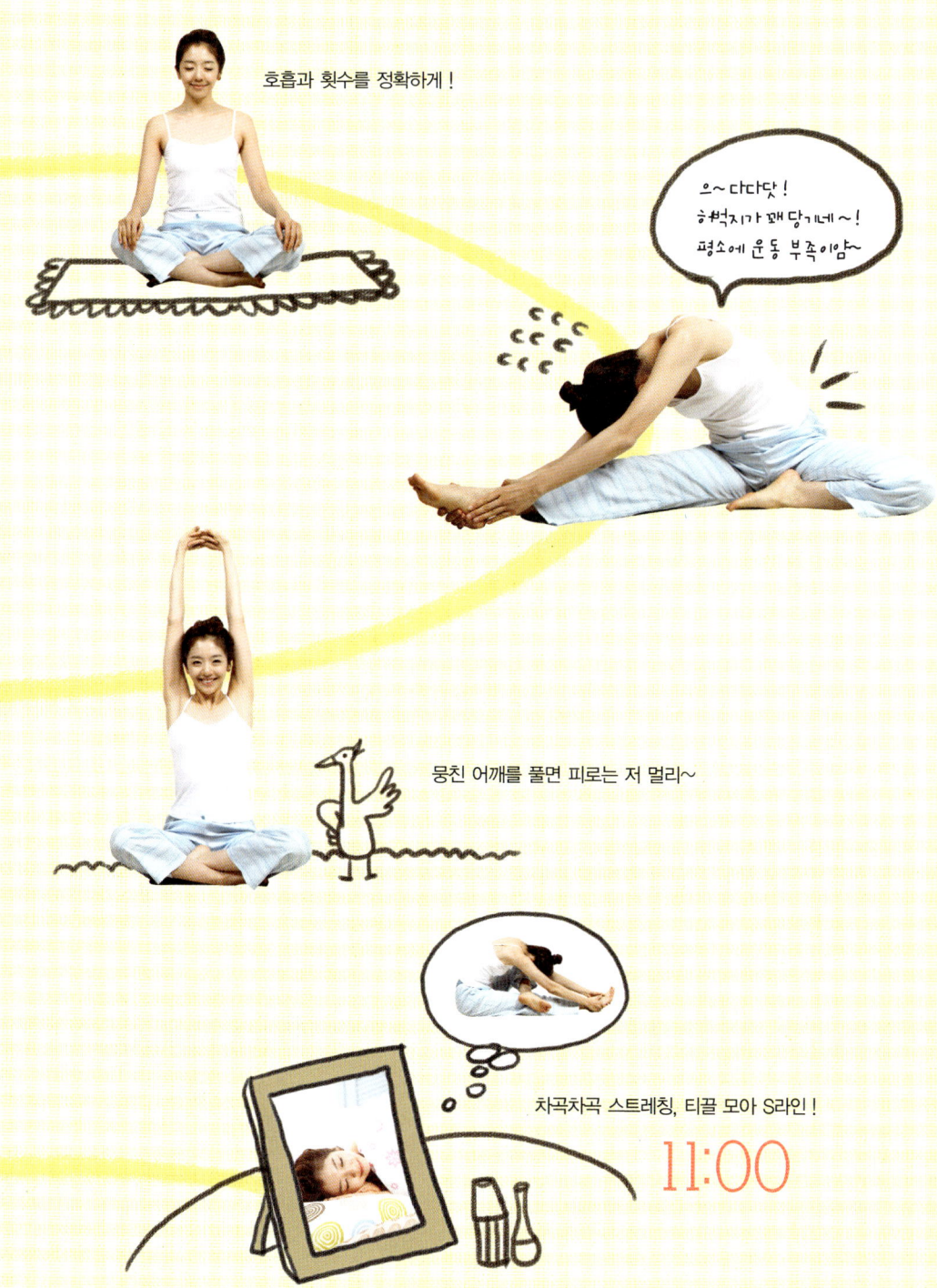

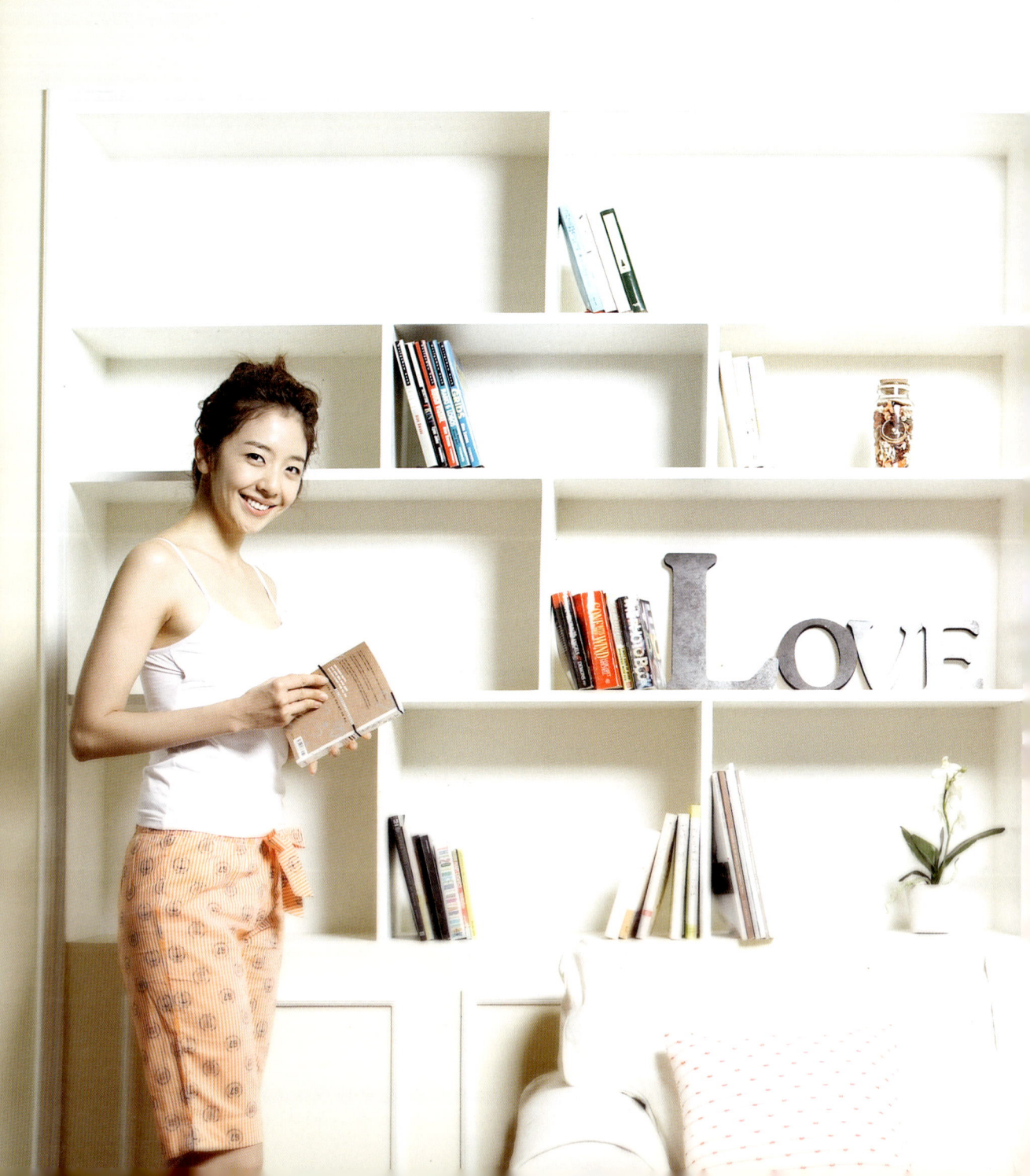

01
슈퍼 모델 에이미와 함께하는
파자마 다이어트

하루의 피로를 말끔히 씻어주고, 중심근육을 자극해서 살도 빠지는 파자마 다이어트!
잠들기 전 10분 파자마 다이어트의 기적을 만나볼까요.

피곤한 몸에 편안한 휴식을 주는
잠들기 전 10분 파자마 다이어트

에이미가 말하는 파자마 다이어트

나는 슈퍼모델 출신 트레이너다. 나는 체육학을 전공하지도 않았고, 그렇다고 운동에 특별한 관심이 있었던 것도 아니었다. 다만 부모님께서 물려주신 큰 키와 긴 팔다리가 전부였던 모델 지망생이었다.

하지만 슈퍼모델의 꿈에 도전했을 때, 모델이 되기에는 여러 면에서 부족하다는 것을 깨달았다. 골격도 균형 잡히지 않았고, 건강한 아름다움을 주는 근육도 부족한 편이었다. 그런 단점을 보완하기 위해 시작한 운동이 바로 아침 5분, 잠들기 전 10분간 했던 스트레칭이었다. 운동에 관심조차 없던 내가 스트레칭으로 몸에 변화를 느끼게 됐고, 그 매력에 푹 빠져 트레이너인 내가 있게 된 것이다.

스트레칭은 쉽고 간단하면서도 그 효과는 매우 뛰어난 운동이다. 간단한 동작으로도 잘못된 자세를 교정해서 아름다운 몸을 만들고, 신진대사를 활발히 해 몸에 쌓여 있는 독소를 배출시켜 생기를 지속시킨다. 하지만 이 운동의 진정한 장점은 내 몸의 변화뿐만 아니라 마음도 자신감으로 가득 차게 한다는 점이다.

요즘 사람들은 만성피로와 스트레스로 뒤범벅되어 살아가는 듯하다. 몸이 무겁고 어깨가 뭉치는 통증은 열정적인 삶을 살고 있다는 뜻이겠지만, 우리는 이런 경고의 메시지를 진지하게 받아들여야 한다. 몸의 피로를 적시에 해결하지 않으면 만성적인 피로와 통증에 시달리게 되기 때문이다.

하지만 스트레칭을 포함해서 꾸준히 운동하기란 생각처럼 쉽지 않다. 복잡하기 때문인지 활용되지 않는 스트레칭 책도 많이 있다. 그래서 나는 요일별로 몸의 중심근육을 단련 및 이완시켜주고, 쉽게 따라할 수 있는 동작을 프로그램으로 구성했다. 잠들기 전 적당한 동작으로 10분만 하면 몸의 중심근육을 자극해서 다이어트 효과도 있고, 근육의 피로를 덜어 깊은 잠을 잘 수 있게 했다.

잠들기 전 10분간 무리 없이 쉽게 할 수 있고, 숙면과 다이어트에 도움이 되고, 당일 컨디션에 따라 몸에 필요한 효과를 볼 수 있게 한 것이 바로 파자마 다이어트의 핵심이다.

매일 아침, 내 몸에 에너지 전율을 일으키자

파자마 다이어트는 잠들기 전 우리 몸에 적당히 필요한 자극을 줘 굳은 근육을 풀어주고, 몸에 휴식을 주는 스트레칭을 엄선해서 모아 놓은 것이다. 잠들기 전 우리 몸이 필요 이상으로 활동을 하면 오히려 몸에 해가 된다. 수면을 유발하는 호르몬이 줄어 잠을 깊게 잘 수 없기 때문이다. 간단하게 굳었던 근육을 이완시켜 주면, 잠도 깊고 편안하게 잘 수 있는 몸 상태가 된다. 그런 의미에서 잠들기 전 10분 파자마 다이어트는 피곤한 하루를 정리하는 데 안성맞춤인 활동이다.

또 파자마 다이어트는 쉽고 간단한 동작으로 몸의 중심근육을 자극한다. 그러면 가만히 있는 것으로도 체중감량 효과도 볼 수 있고 에너지 넘치는 몸을 만들 수 있다. 우리 몸에 있는 중심근육은 넓적다리, 엉덩이, 등, 배 근육을 말하는데, 이들 근육은 건강과 아름다움을 유지하는 데 정말 중요하다. 이들은 나이가 들면서 점점 줄어들기 때문에 젊었을 때부터 관리해야 한다. 그러면 건강함과 아름다움을 오래도록 젊게 유지할 수 있다.

체중감량과 에너지의 관계는 정말 밀접하다. 과체중이면 그만큼 몸에 에너지가 줄어드는데, 어려운 의학용어와 지루한 개념설명을 늘어놓아 독자를 졸리게 만들고 싶지는 않다. 다만 중심근육을 자극 하면 칼로리 소모가 있고, 체중이 줄면 몸에 에너지가 솟아오른다는 정도만 알고 넘어가자. 이런 걸 자세하게 알지 않아도, 예뻐지면 충분하지 않은가? ^^

〈파자마 다이어트의 놀라운 효과〉

- ♥ 신진대사를 원활하게 해주고 근육량을 증가시켜 칼로리 소모 능력이 높아져 비만의 예방과 치료에 효과적이다.
- ♥ 매일 파자마 다이어트를 하면 근육의 긴장을 완화시켜주며 몸의 행동반경을 넓혀주어 몸이 좀 더 편안함을 느끼게 된다.
- ♥ 파자마 다이어트는 우리 몸의 척추와 골반의 변형을 막고, 잘못됐던 자세가 바로잡혀 어깨통증 및 각종 신경기능 장애(두통, 만성피로, 소화불량, 부종, 변비 등)와 여성형 질병을 예방할 수 있다.
- ♥ 일상생활에서 쓰이지 않거나 긴장을 많이 해서 굳어버린 근육을 풀어주어 접질리거나 삘 수 있는 부상을 방지할 수 있다.
- ♥ 가벼운 운동에서 격렬한 운동에 이르는 모든 종류의 운동을 좀 더 쉽게 수행할 수 있도록 유연성을 지속시켜준다.

파자마 다이어트를 위한 STEP BY STEP

나는 얼마나 유연할까?

스트레칭은 하기 쉽지만 바르게 하지 않으면 얻는 것보다 잃는 것이 더 클 수도 있다. 스트레칭은 의욕에 넘쳐서 능력 이상으로 무리해서는 안 된다. 개인의 특별한 근육 구조와 유연성, 그리고 긴장 정도에 맞게 행하는 것이 가장 중요한 첫걸음이다. 앞서 언급한 것처럼 스트레칭은 자신의 상태에 맞게 해야 한다. 욕심은 절대 금물! 아래 간단한 5가지 동작을 통해 자신의 유연성을 측정해보자.

질문1〉 벽에 등을 붙인 채 바로 선다. 이때 등 아랫부분을 벽에 지그시 누르며 선다. 팔꿈치는 90도 정도 구부리고 상완을 어깨높이만큼 들어올린 후 양 손등을 벽에 붙인다.

(1) 손등이 10cm 이상 떨어진다.
(2) 손등이 거의 붙는다. 혹은 약 2~10cm 정도 떨어진다.
(3) 손등이 모두 벽에 붙는다.

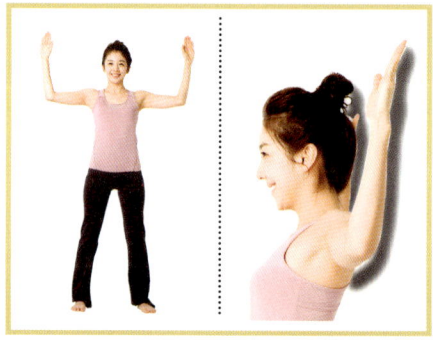

질문2〉 다리를 일자로 쭉 편 상태에서 바닥에 앉고 발목을 세운다. 손가락을 앞쪽으로 쭉 뻗어서(아직 상체는 구부리지 않고) 한 다리 안쪽에 자를 바닥에 댄 후, 0cm가 시작되는 자 끝 부분을 당신의 중간 손가락이 닿는 위치 아래로 놓는다. 다음 앞쪽으로 숙여서 발가락에 닿을 수 있도록 한다. 상체를 숙였을 때 자의 어느 위치쯤에 있을까?

(1) 15cm 못 미친다.
(2) 15~30cm 정도 된다.
(3) 적어도 30cm 이상이다.

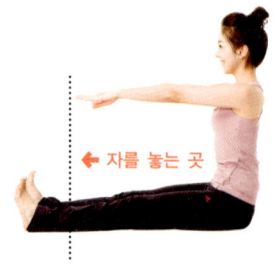
← 자를 놓는 곳

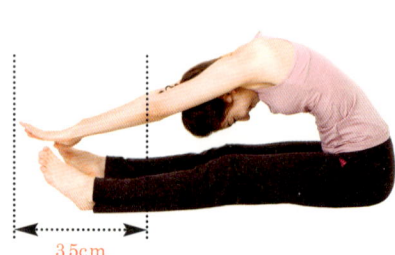
35cm

질문 3〉 바른 자세로 서서 기본 허벅지 스트레칭 자세를 취한다. 왼손으로 왼쪽 발목을 잡고 발꿈치로 최대한 엉덩이에 닿을 수 있도록 당긴다. 다시 다리를 바꾸고 반복한다. 당신의 발꿈치와 엉덩이 사이는 얼마나 떨어질까?

(1) 12cm 이상 떨어진다.
(2) 적어도 4~12cm 정도 떨어진다.
(3) 엉덩이에 발꿈치가 충분히 닿는다.

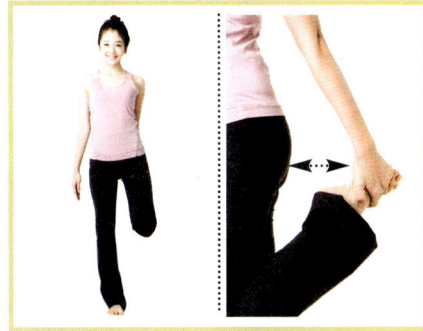

질문 4〉 신발을 벗고 발꿈치에서 발가락까지 20보 정도 일직선으로 걷는다. 마치 팽팽한 줄 위에서 걷는 것처럼 걸어야 한다. 걷는 동안 시선은 정면을 바라보고, 고개를 숙이지 않아야 한다. 만약 밸런스가 떨어질 것 같으면 걸음을 멈추거나 옆으로 선다. 당신의 결과는?

(1) 10보 이하로 걸었다.
(2) 10보에서 19보까지 흐트러짐 없이 걸었다.
(3) 모든 20보를 흔들림 없이 걸었다.

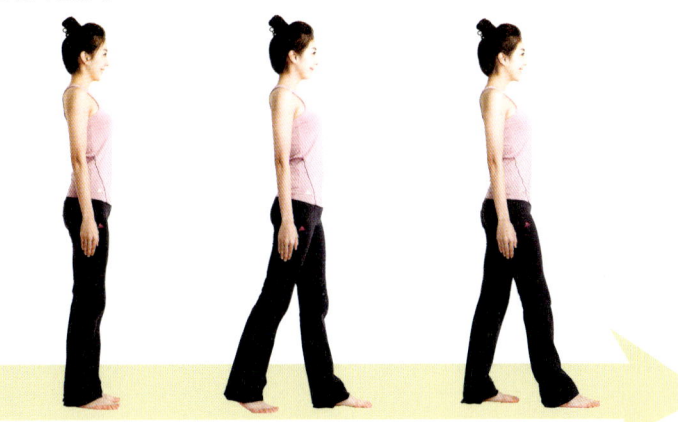

질문5〉 팔짱 낀 상태에서 한 다리로 선다. 한 다리로 선 채로 상체를 천천히 오른쪽으로 회전한다. 다시 정면을 바라보고 다시 왼쪽으로 회전한 후 정면으로 돌아온다. 다음은 양팔을 앞으로 편 상태에서 같은 운동으로 발을 바꿔 같은 회전을 실시한다.

(1) 어떤 운동도 평형성을 유지할 수 없었다.
(2) 혹은 둘 중 한 가지 운동만 평형성을 유지할 수 있었다.
(3) 두 운동 모두 다 양발로 평형성을 유지할 수 있었다.

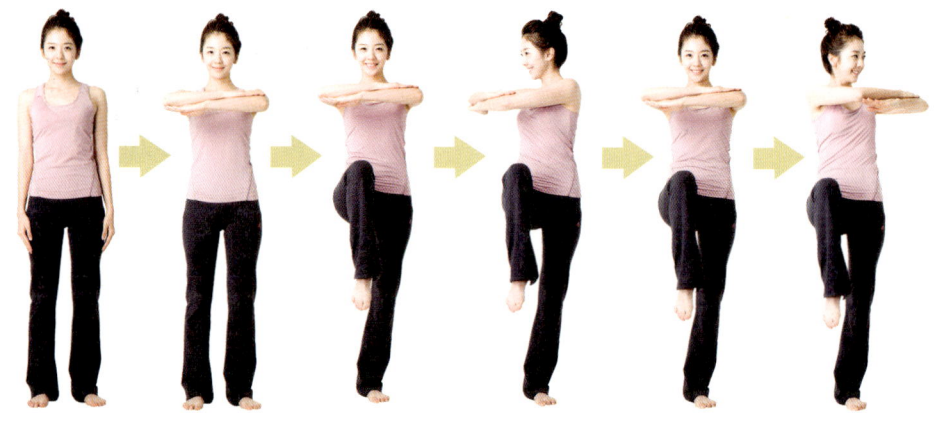

보기 (1)→1점, (2)→2점, (3)→3점으로 합산해보자 !

유연성 테스트 결과

🌙 나의 유연성 점수는?

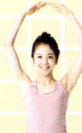
14~15점
와우~ 당신은 유연성에서는 최고군요! 이대로 계속 유지한다면 건강한 신체와 아름다운 몸매를 유지할 수 있을 거예요.

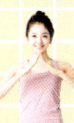
10~13점
좋습니다! 당신의 평형성과 유연성은 상위수준이나, 약간의 부상 위험이 있습니다. 매일 꾸준히 스트레칭을 지속한다면 잦은 부상의 위험에서 벗어날 수 있을 거예요.

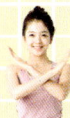
5~9점
흠…. 몸이 좀 많이 굳은 것 같네요. 하지만 가볍게 움직일 수 있는 스트레칭 동작을 통해 조금씩 몸을 단련시켜 나가면 문제없을 거예요.

1~3번 테스트에서 점수가 낮았다면 유연성이 낮은 것이다. 이런 사람은 몸의 유연성을 살리는 훈련이 적합하다. 만약 4~5번 테스트에 어려움을 느꼈다면 평형능력을 되살려주는 밸런스 위주의 훈련이 적합하다. 점수가 전반적으로 낮더라도 좌절하지 말자. 대신 테스트 점수를 메모장에 기록하자. 유연성과 평형성은 금방 좋아지니 6주 후에 다시 측정해보자. 얼마나 몸이 유연해졌는지 바로 알 수 있을 것이다.

파자마 다이어트 전 주의사항

♥ 가볍게 시작하자

파자마 다이어트를 할 때는 단기간에 효과를 볼 욕심에 무리하게 해서는 안 된다. 처음엔 천천히 근육이 아프지 않은 정도로 해야 한다. 그 상태에서 괜찮다면 조금 더 움직여준 다음, 20초 동안 그 상태를 유지한다. 만약 근육이 아프거나 고통스럽다면 그 강도를 풀어주는 게 좋다. 무리하면 근육이 다칠 수 있다. 욕심은 절대 금물이다.

♥ 호흡은 항상 유지하자

파자마 다이어트를 하기 전 숨을 편안히 들이마시고 내쉬어 근육의 긴장을 풀어주자. 또 동작을 하고 있는 중간에도 이를 유지한다. 천천히 숨을 계속해서 쉬면서 동작을 해야 한다. 몇몇 사람은 동작을 하는 동안 숨을 멈춰버리는데, 호흡은 모든 동작에 기본이 된다.

♥ 동작할 때 반동은 주지 말자

파자마 다이어트를 할 때 좀 더 확실한 효과를 보려고 몸에 반동을 주는 사람이 있다. 하지만 이렇게 반동을 줄 때 근육이 덜 풀어진 경우 인대나 관절에 무리를 줄 수 있다. 반동을 주는 대신 천천히 조금씩 강도를 늘리기 위해, 지그시 누르는 동작을 하자.

♥ 매일매일 꾸준히 하자

유연성 훈련은 하루라도 하지 않으면 금방 티가 난다. 그래서 짧은 시간이라도 지속적으로 정확하게 해야 한다. 매일 반복하는 파자마 다이어트는 당신의 몸과 마음의 긴장을 풀어주어 생활을 활기차고 싱그럽게 바꿔줄 것이다.

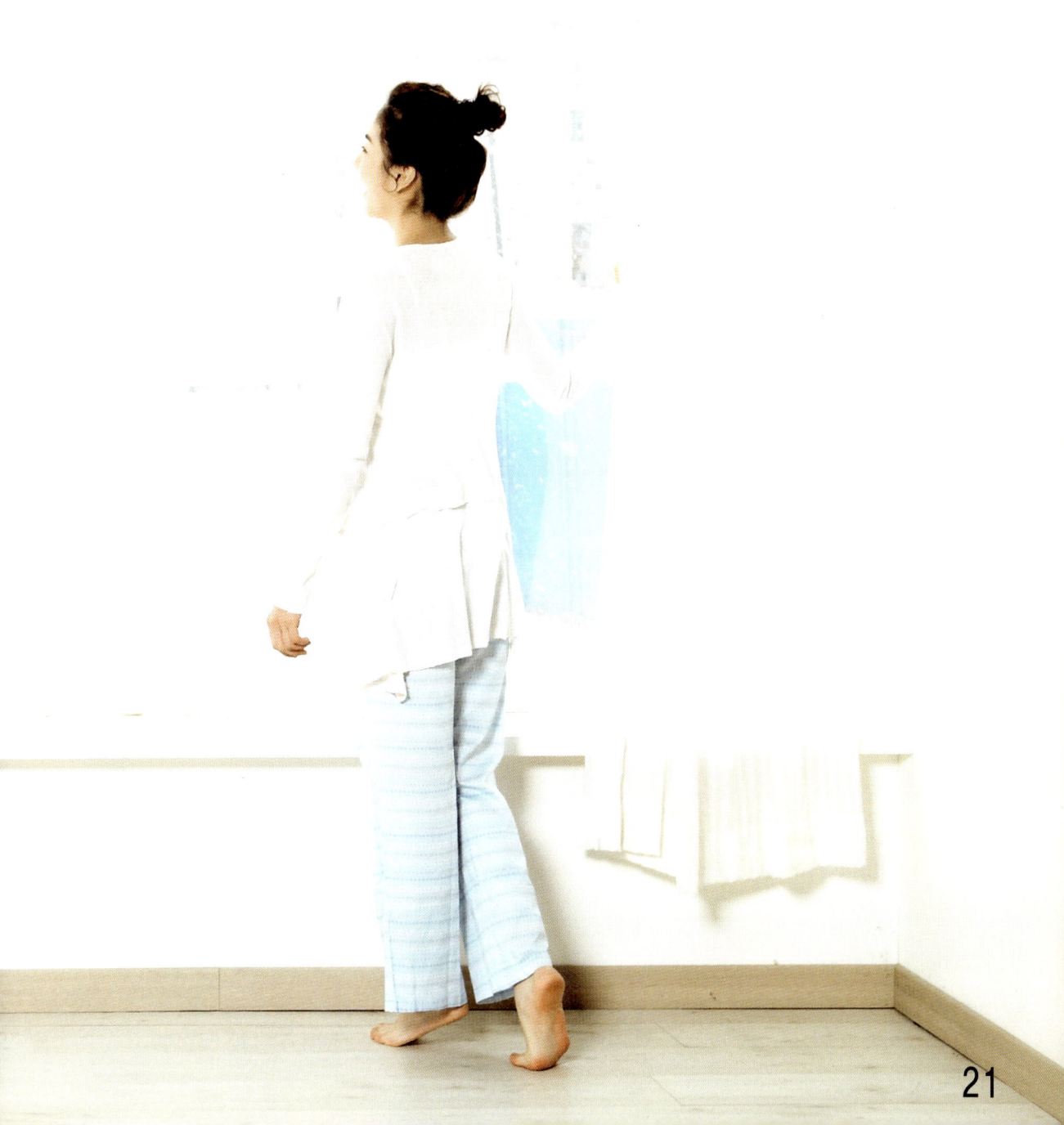

효과적인 파자마 다이어트를 위한 팁

♥ 운동 전후로 물을 많이 마시기

우리 몸에 수분이 적당히 공급될 때, 근육이 더 쉽게 이완된다는 사실을 알고 있는가? 그렇기 때문에 파자마 다이어트를 할 때 물을 적당히 마시는 게 좋다. 그러면 하루에 어느 정도의 물을 마셔야 할까? 우선 자신의 몸무게(kg)에서 2.2를 곱한다. 그러면 자신의 몸무게가 파운드로 환산된다. 파운드로 바꾼 몸무게를 2로 나누면, 마셔야 할 물의 온스가 계산된다. 물의 비중으로 봤을 때 1온스는 약 30ml로 환산되므로 30을 곱하면 하루에 마셔야 할 물의 양이 나온다.
(52kg 여성의 예: 52×2.2=114.4(lb)÷2=57.2×30(ml)=약 1.7L)

♥ 워밍업으로 체온 올리기

파자마 다이어트를 할 때 처음부터 너무 격하게 하는 것은 좋지 않다. 우리 몸은 하루하루가 다르다. 어떤 날은 뻣뻣하게 경직되어 있고, 또 어떤 날은 더 부드럽고 유연하게 풀어져 있다. 그러므로 파자마 다이어트를 시작할 때는, 약한 스트레칭부터 시작해서 서서히 강도를 높여 가는 게 좋다. 스트레칭 시작 전에 간단히 관절을 돌려주는 운동으로 워밍업을 하는 것도 좋은 방법이다.

♥ 운동 부위에 집중하기

파자마 다이어트를 할 때, 운동 부위가 시원하게 늘어나고 있음을 상상하면서 그 주위에 정확한 자극이 가해지도록 한다. 그러면 운동효과가 배가된다. 동작이 완벽하지 않으면 그 이유는 무엇일까 생각해보자. 그리고 정확한 자세를 취하려고 노력해보자.

♥ 파자마 다이어트를 도와주는 아이템

파자마 다이어트가 주는 이완 효과를 극대화시켜주는 아이템이 있다. 잠들기 전 이완 효과를 극대화하려면, 따뜻한 허브티나 우유 한 잔을 침대 머리맡에 두고 틈틈이 마시면서 스트레칭 하는 게 좋다. 이완 효과와 더불어 힐링 효과를 누리려면 아로마 향초를 켜고 스트레칭을 하는 것도 좋은 방법이다. 자신에게 맞는 아로마를 선택해서 함께 활용해보자. 또 정신적 이완을 돕기 위해 차분한 음악을 들으면서 파자마 다이어트를 하는 것도 좋은 방법이다.

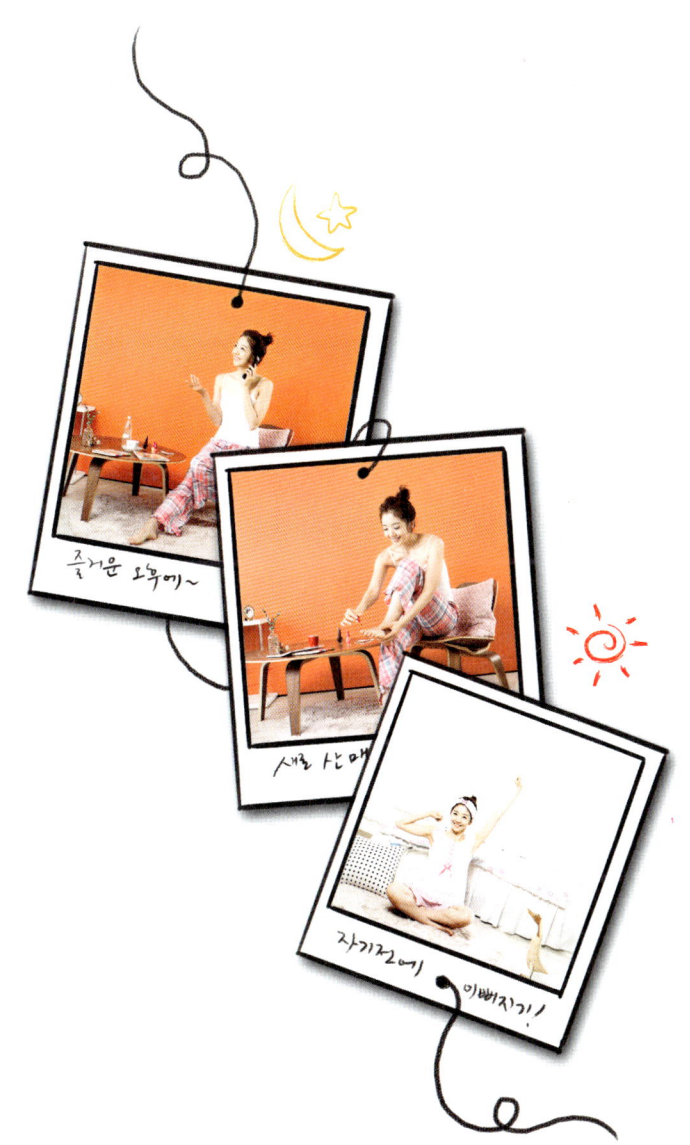

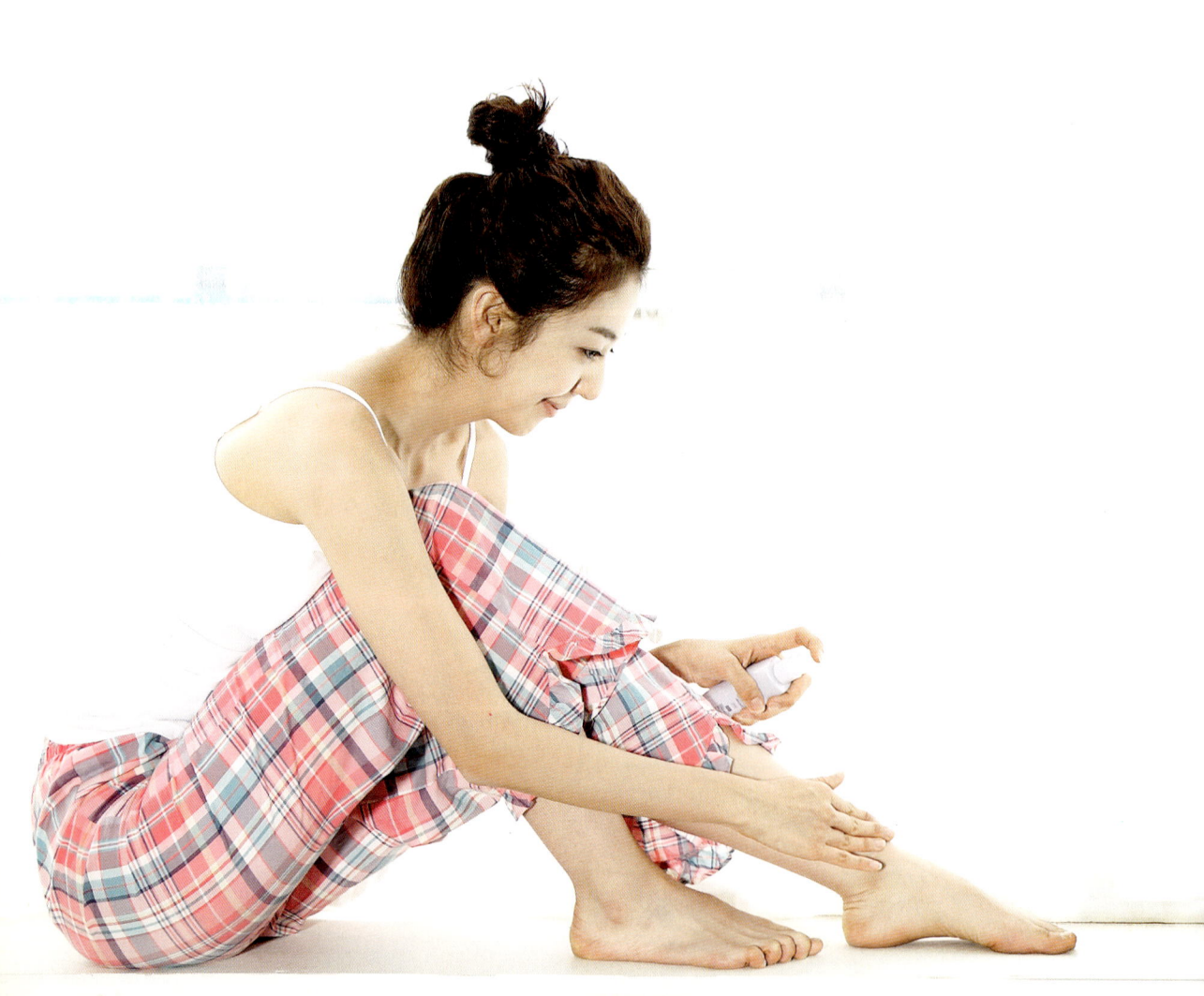

02
활기찬 일상을 만드는
요일별 파자마 다이어트

월, 화, 수, 목, 금, 토, 일!
요일마다 달라지는 파자마 다이어트로 우리 몸을 건강하고 예쁘게 가꿔볼까요?

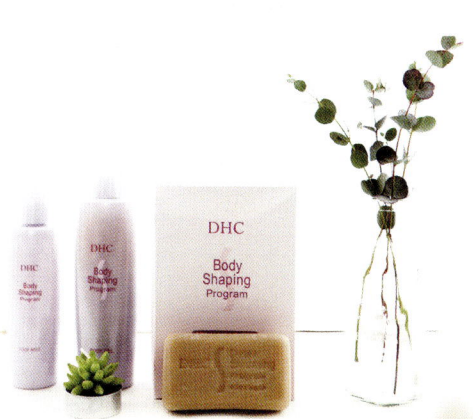

베이직 파자마 다이어트

베이직 트레이닝은 운동 효과를 높이기 위해, 혈액의 흐름과 근육을 따뜻하게 해주는 워밍업운동이다. 이 운동을 통해 신체의 각 부분에 혈류량을 증가시킨다. 주로 관절 돌리기 트레이닝이 적합한데, 목·어깨·허리·다리 등의 순으로 관절 및 근육을 부드럽게 한다.

호흡하기

파자마 다이어트만의 특별한 호흡법이 따로 있는 것은 아니나, 파자마 다이어트 동작과 호흡이 자연스럽게 조화를 이루면 중심근육을 늘릴 때 좀 더 쉽고 편해진다.

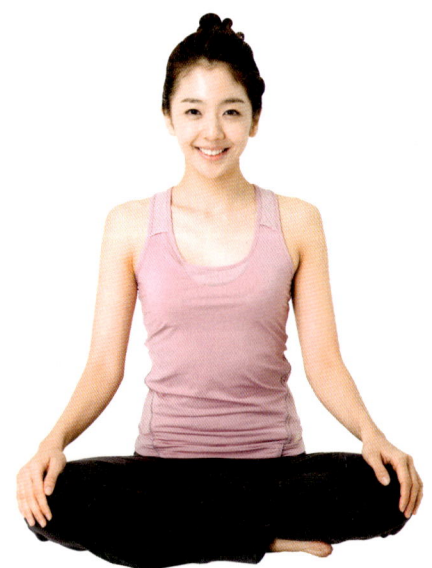

양반 다리로 앉아 척추를 세우고 양손을 무릎 위에 가볍게 얹은 후, 숨을 코로 들이마시고 천천히 입으로 숨을 내쉰다. 최대한 천천히 3회 실시한다.

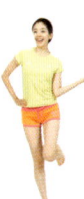

Check Point!
이 호흡이 익숙해지면, 숨을 최대한 길게 들이마시고 3~4초간 정지한 후 길게 8~10초정도 내쉬어 보세요. 5회 정도 반복하는데, 다른 동작을 할 때는 위에 나온 일반 호흡을 하셔야 해요.

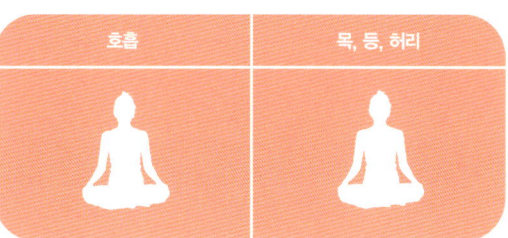

목 풀어주기

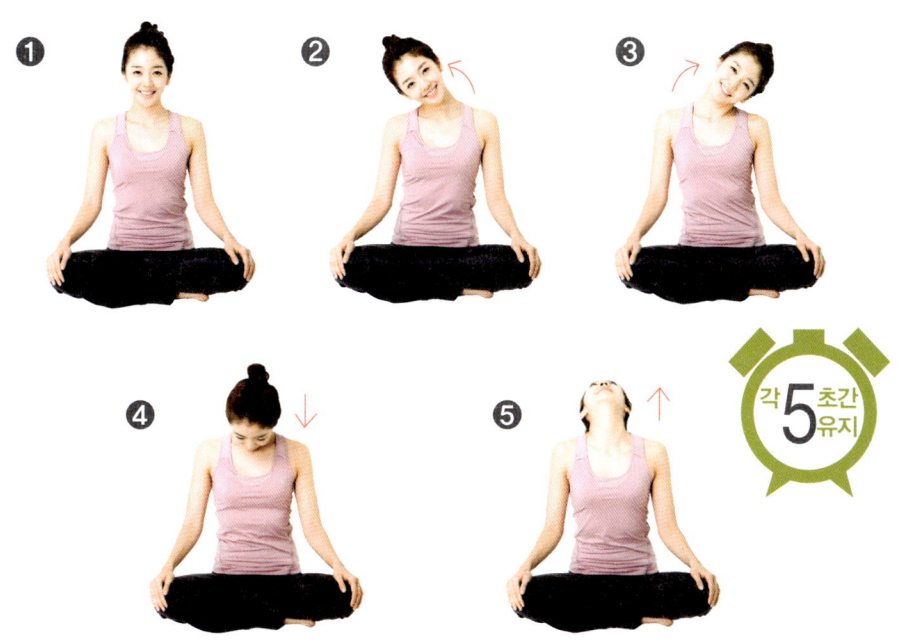

목을 양옆, 앞뒤로 각각 5초간 유지한 후, 천천히 돌려준다. 2회 반복 실시하며 호흡을 유지해준다.

Check Point!

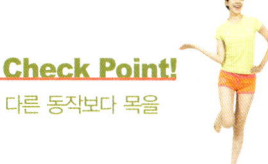

이 운동은 목 관절의 특성을 고려해서 여러 관절을 하나하나씩 풀어주는 것이 중요해요. 그래서 다른 동작보다 목을 더 천천히 돌려주는 것이 포인트에요.

베이직 파자마 다이어트

어깨에 힘주었다가 풀기

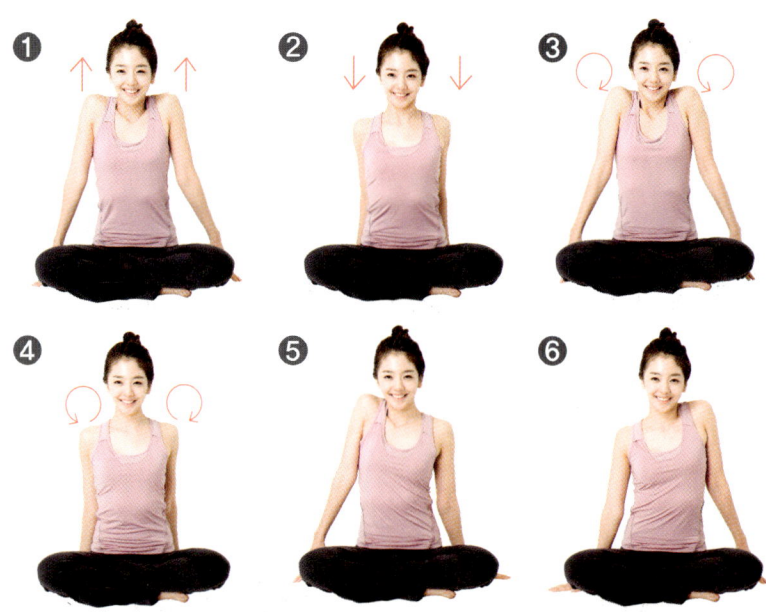

숨을 들이마시면서 어깨에 힘을 주고 위로 최대한 끌어 올려 3초간 유지 후, 숨을 내쉬면서 어깨를 툭 내려뜨린다. 이 동작을 2회 반복한 후 어깨를 앞에서 뒤로, 다시 뒤에서 앞으로 돌려주고, 한 팔씩 돌려주어 어깨 관절을 부드럽게 해준다.

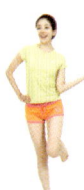

Check Point!
어깨를 돌릴 때 양쪽이 똑같이 돌아가도록 집중하세요.

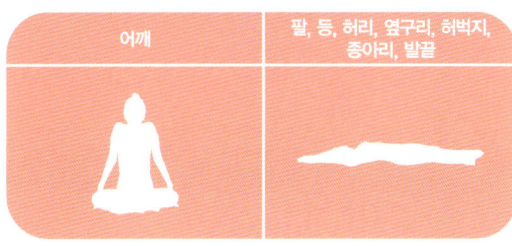

몸 길게 뻗기

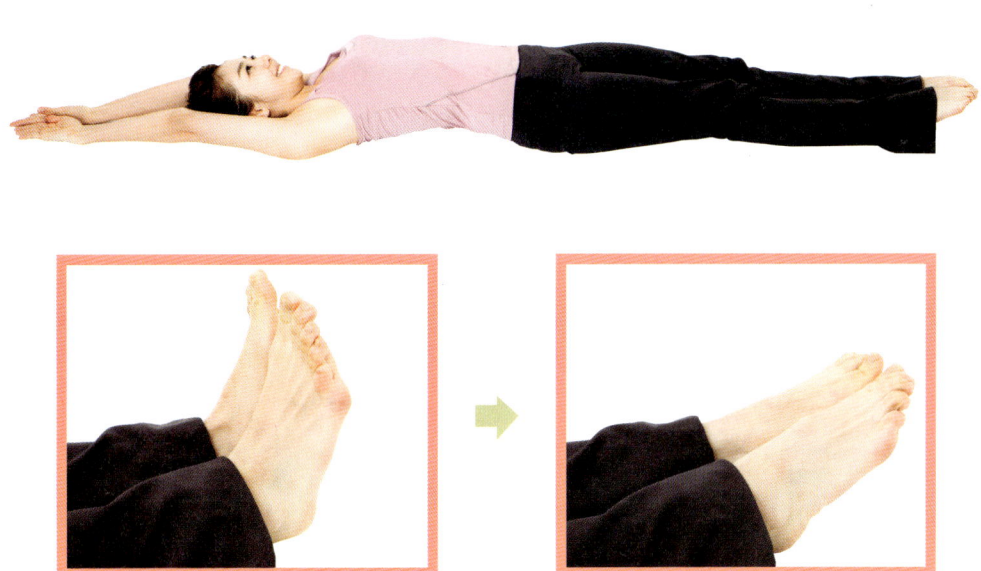

천천히 길게 누운 채로 두 다리를 쭉 편다. 두 팔은 손을 쭉 편 채 머리 위로 하고, 발끝을 반대방향으로 펴준다. 그대로 5~10초간 유지한 후 다시 처음 자세로 돌아온다. 3회 반복하자.

Check Point!

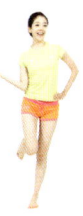

사람들 대부분 양쪽 어깨나 발목의 유연성에 차이가 있는데, 덜 유연한 쪽을 2번 정도 더 해주는 게 좋아요.

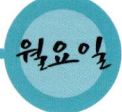 **월요일** 새롭게 시작하는 한 주의 첫날, 월요병으로 인한 피로감을 날려보자

상체의 유연함 살리기

뻣뻣하게 굳어 있는 척추의 긴장을 풀고, 혈액순환을 돕는다.

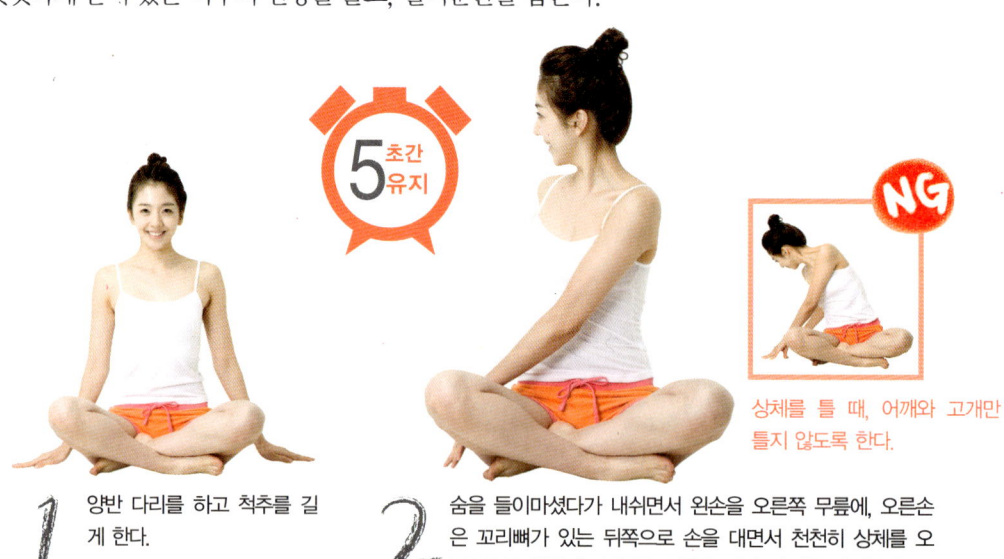

5초간 유지

상체를 틀 때, 어깨와 고개만 틀지 않도록 한다.

1 양반 다리를 하고 척추를 길게 한다.

2 숨을 들이마셨다가 내쉬면서 왼손을 오른쪽 무릎에, 오른손은 꼬리뼈가 있는 뒤쪽으로 손을 대면서 천천히 상체를 오른쪽으로 돌린다. 시선은 오른쪽 어깨 너머를 바라본다. 호흡을 하면서 5초간 자세를 유지한 후 반대쪽도 똑같이 2회 반복한다.

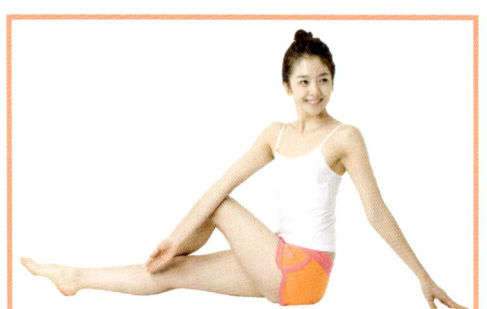

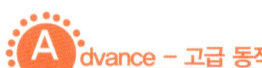 **A**dvance - 고급 동작
다리를 편 상태에서 왼쪽 다리를 오른쪽 다리 뒤로 꼬아서 실시해도 좋다.

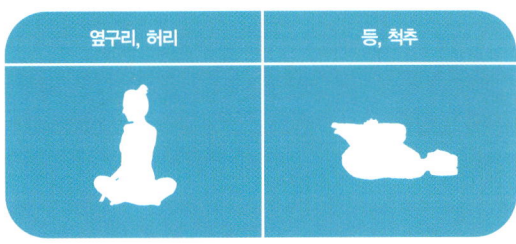

뻐근한 등 시원하게 하기

등과 허리를 부드럽게 해주고, 목의 경추부분을 풀어주어 뇌로 가는 혈액을 원활히 한다.

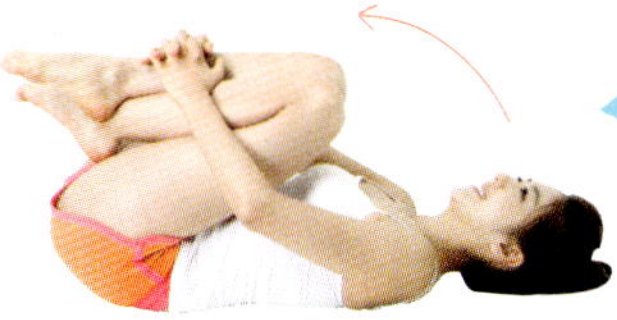

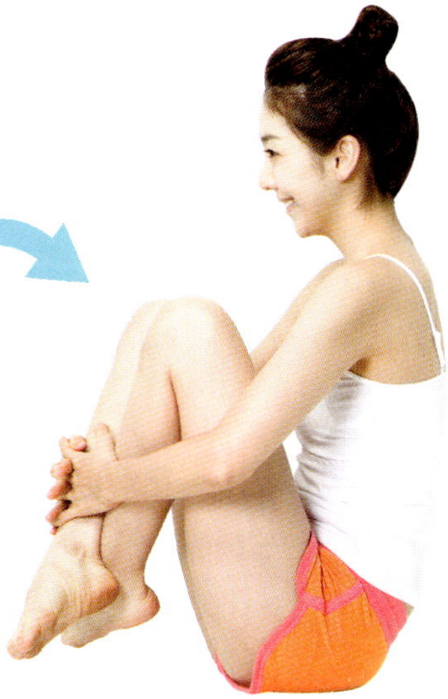

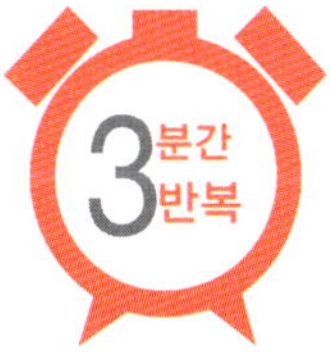

1 등을 대고 누워서 양 무릎을 구부려 가슴에 안는다. 양 발목을 교차한 상태에서 정강이 쪽을 감싼다.

2 숨을 들이마시고 몸을 위아래로 흔들어서 앉는다. 숨을 내쉬면서 다시 척추를 둥글게 말아 눕는다. 1) ~ 2) 동작을 약 3분간 계속 반복한 후, 누워서 팔과 다리를 편 채로 전신의 혈류가 순환함을 느낀다.

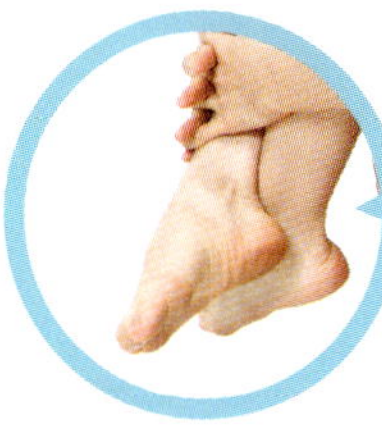

3분간 반복

Check Point
양 발목을 교차시키면 종아리의 시원함도 동시에 느낄 수 있어요.

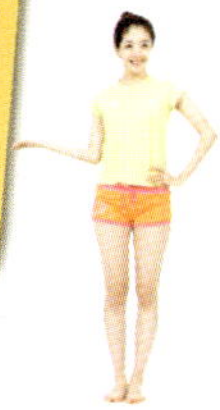

NG 위아래로 흔드는 자세를 취할 때 바닥에 엉덩이와 등만 닿지 않도록 한다. 최대한 척추 전체를 바닥에 하나씩 댈 수 있도록 집중하자.

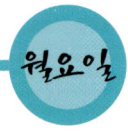

뻐근한 다리 풀어주기

오랜 시간 동안 앉아있거나 서 있는 자세를 하면 하체에 혈류가 몰리는데, 몸 아래에 뭉친 혈류를 상체로 옮겨 신진대사의 균형과 혈액순환을 돕는다.

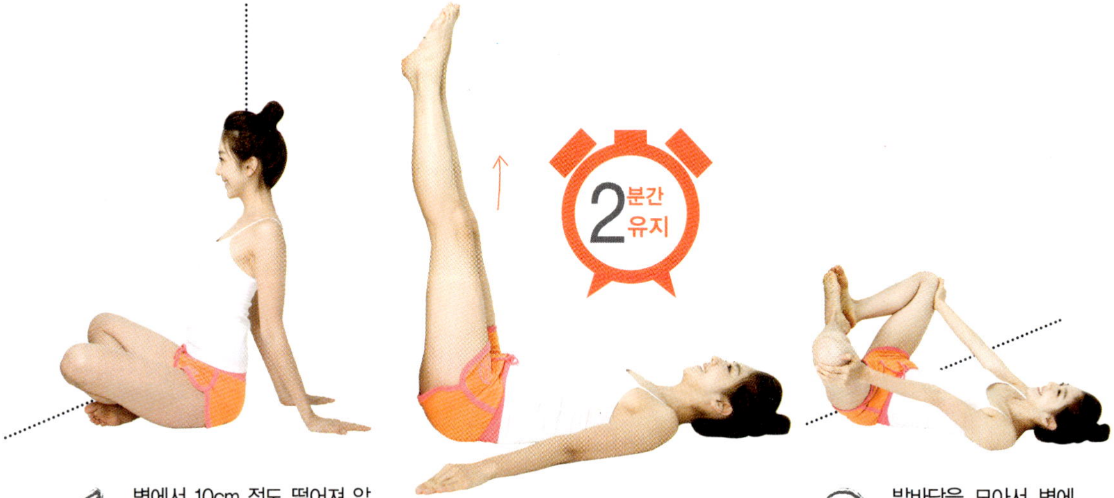

2분간 유지

1 벽에서 10cm 정도 떨어져 앉아 천천히 팔로 바닥을 지탱하고 다리를 뻗을 준비를 한다.

2 다리를 올린 후 양팔은 편안히 내려놓고, 편하게 호흡하면서 약 2분간 스트레칭 한다.

3 발바닥을 모아서 벽에 기대어 놓고 무릎 약간 위를 10회 이상 눌러준 후 처음 자세로 돌아온다. 2회 반복한다.

✓ Check Point
만약 허벅지가 많이 당기면, 엉덩이를 좀 더 벽에서 멀리 해서 누우세요.

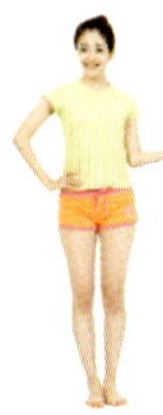

NG 보통 다리에 힘을 빼게 되면, 무릎이 구부러지는 경우가 많은데, 다리에 약간에 힘을 주어 무릎을 편다.

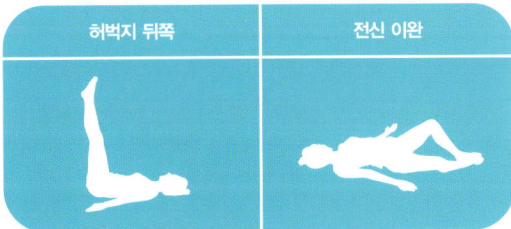

| 허벅지 뒤쪽 | 전신 이완 |

온몸 편안히 하기

온몸을 이완시키는 동작으로 혈액순환을 돕는다.

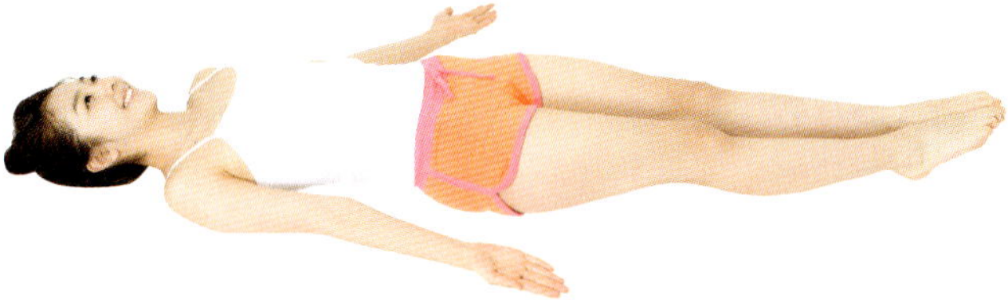

1. 바닥에 편하게 누워 양 발끝을 마주 댄다.

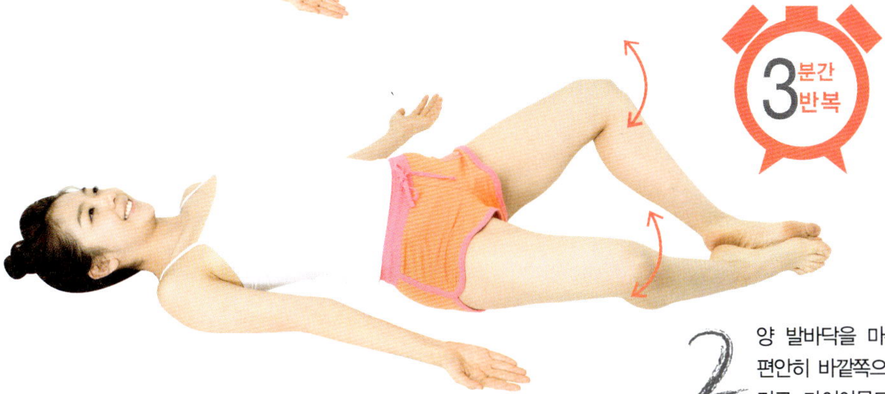

3분간 반복

2. 양 발바닥을 마주대고 무릎은 편안히 바깥쪽으로 젖힌 후 다리로 다이아몬드 모양을 만든다. 그 상태에서 침대에서 편안히 숨을 들이마시고 내쉬는 호흡을 3분간 반복한다.

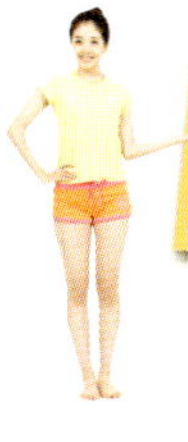

Check Point
이 운동은 온몸을 이완시키는 느낌으로 하세요. 만약 다리 연결부위가 심하게 당기면, 각 무릎 아래쪽에 베개를 대주세요.

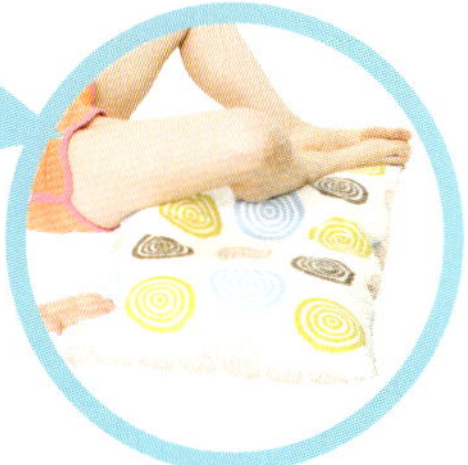

Let's Break~!

잠든 뇌를 깨우는 아침 건강음료

파프리카밀크셰이크&흑초사과셰이크

필수 아미노산이 풍부한 흑초, 체내에 산소를 공급하는 철분이 풍부한 파프리카 등은 머리를 맑게 하고 잠든 뇌를 활성화시키는 재료다. 파프리카와 사과를 이용해 만든 두뇌에 좋은 건강음료로 활기찬 아침을 시작해보자.

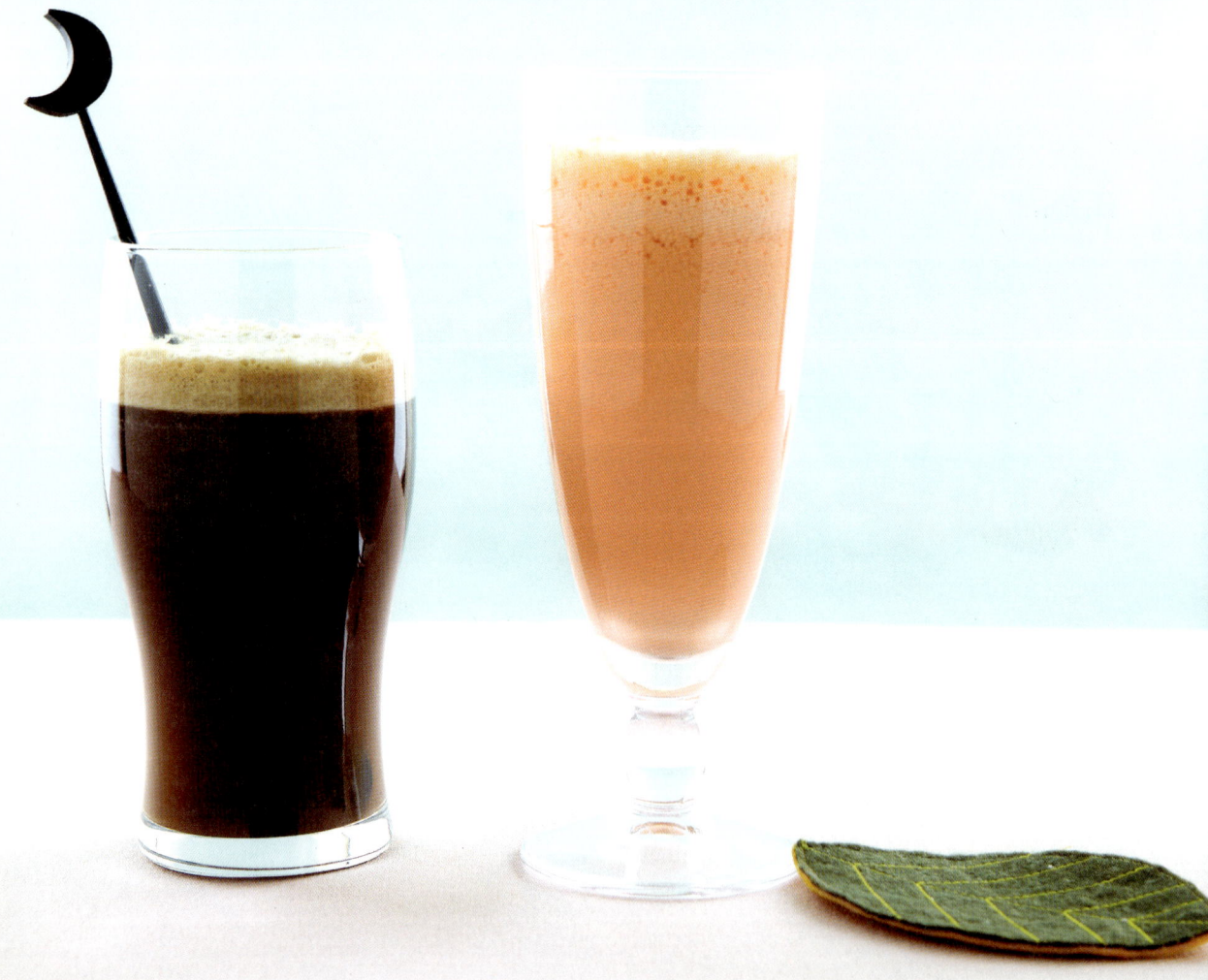

머리를 맑게~ 파프리카밀크셰이크

》》재료(4인분)
파프리카 4개, 우유 600mL, 플레인 요구르트 300mL

》》만들기
1 파프리카는 깨끗이 씻어 씨를 제거하고 갈기 쉽게 썬다.
2 믹서에 준비한 파프리카와 우유, 요구르트를 넣고 간다.

Tip 비타민C 등 항산화 성분과 철분이 풍부한 파프리카를 섭취하면 뇌를 맑게 하는 데 도움이 된다. 우리 몸에 필요한 각종 영양소가 골고루 들어 있는 우유는 두뇌활동에 필요한 에너지를 제공한다.

총명한 뇌를 만든다! 흑초사과셰이크

》》재료(4인분)
사과 2개, 물 600mL, 흑초 200mL

》》만들기
1 사과는 깨끗이 씻어 껍질과 씨를 제거하고 갈기 쉽게 썬다.
2 믹서에 사과, 분량의 물, 흑초를 넣고 곱게 간다.
3 기호에 따라 꿀을 넣어 섞는다.

Tip 흑초에는 뇌의 활동을 돕는 필수 아미노산이 풍부하고, 사과에는 항산화 물질이 풍부해 기억력과 학습능력 감퇴 등 뇌의 노화를 막는다.

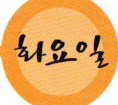

화요일 아름다운 슬리밍 몸매의 비결은 잠들기 전 10분 파자마 다이어트

등, 허리 군살을 없애기

상체를 뒤로 젖히면 경추, 흉추, 요추, 발끝을 자극해서 어깨 결림을 방지하며, 허리에 힘을 모아 허리가 튼튼해지고 등과 허리의 군살이 없어진다. 앞으로 휘어진 척추를 교정하는 데도 좋다.

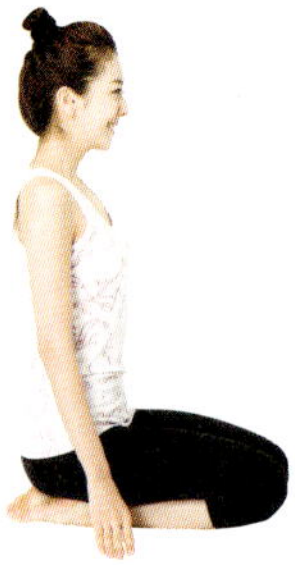

1 무릎을 꿇고 앉는다.

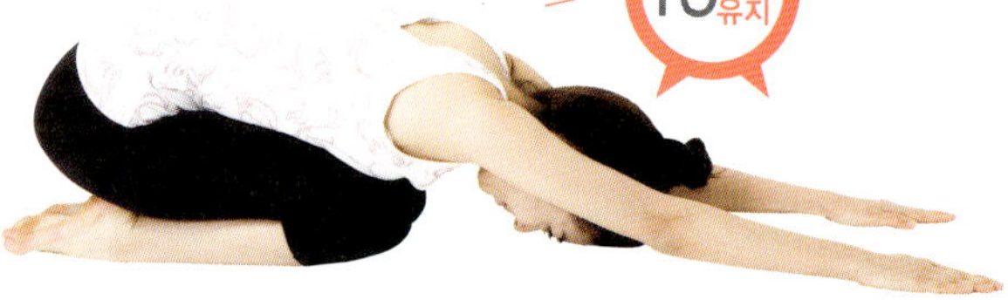

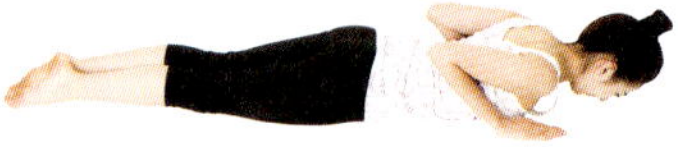

3 하체를 뻗어 팔꿈치를 구부려 몸을 아래로 내린 뒤 숨을 들이마신다.

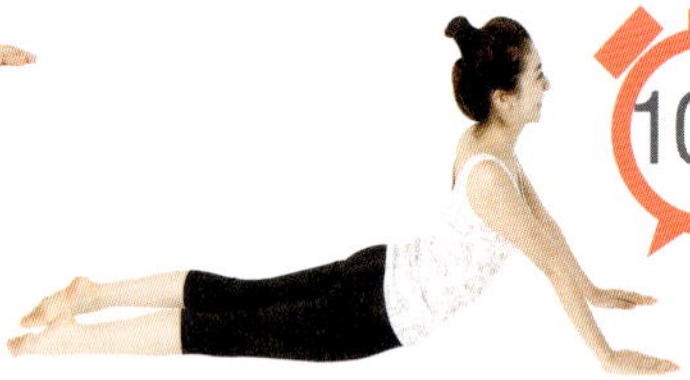

15초간 유지

2 엎드려 다리를 구부린 채 양손을 뻗고, 손바닥으로 바닥을 살짝 밀어주면서 쭉 뻗은 팔을 뒤로 잡아끈다. 이 자세를 15초간 호흡과 함께 유지한다.

10초간 유지

4 숨을 들이마시면서 천천히 상체를 들어올려 10초간 자세를 유지한다. 3회 반복한다.

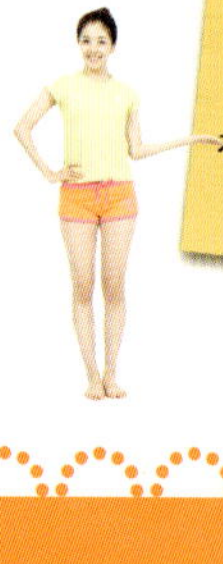

Check Point
허리가 약하거나 이상이 있으면 지탱하는 팔을 살짝 구부려서 하세요.

NG 어깨에 너무 힘이 들어가지 않도록 한다.

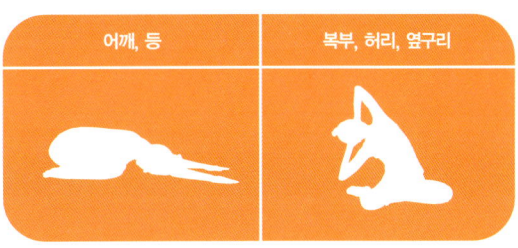

날씬한 허리 라인 만들기

허리를 옆으로 기울여 복부를 강하게 자극해 대장 속 노폐물 배출을 돕는다. 또 골반 위치를 바로잡고 아름다운 허리 라인을 가질 수 있다.

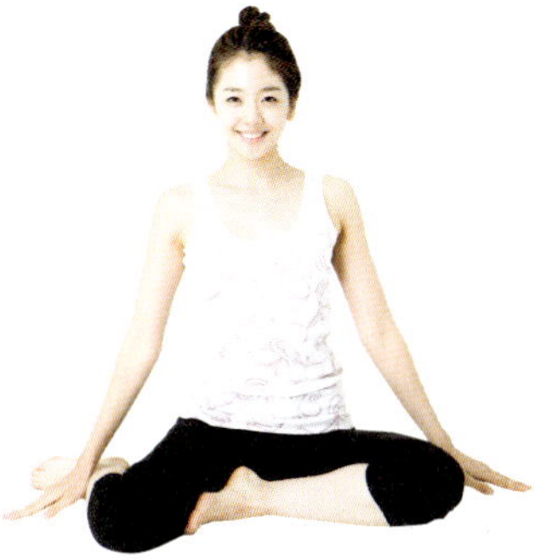

1 바닥에 앉아 왼쪽 다리는 앞으로 접고 오른쪽 다리는 뒤로 접은 채로 허리를 곧게 편다.

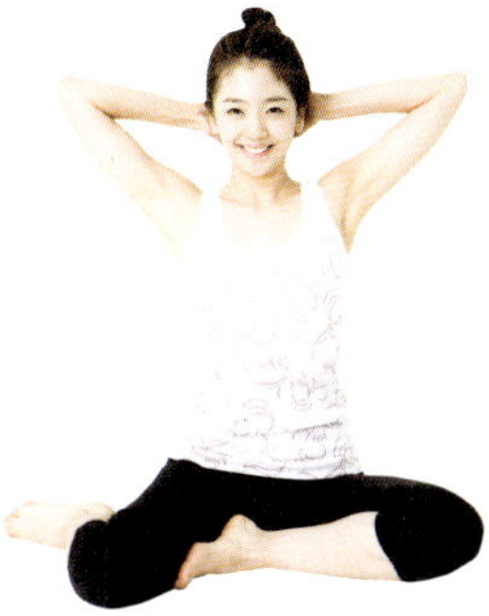

2 양손은 깍지를 낀 채 머리 뒤에 대고 호흡에 집중한다.

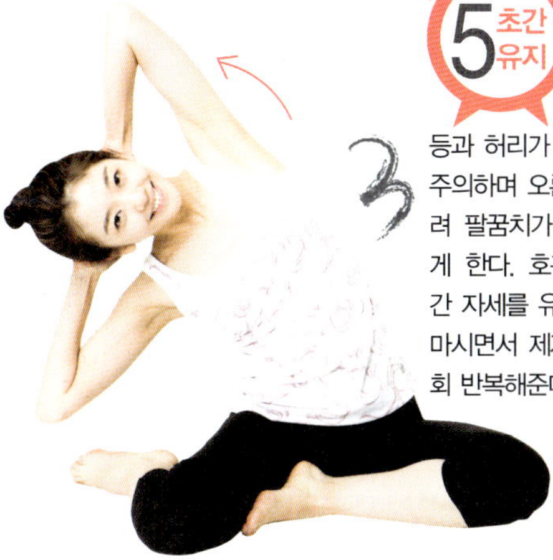

3 등과 허리가 구부러지지 않도록 주의하며 오른쪽으로 천천히 내려 팔꿈치가 바닥에 가까이 닿게 한다. 호흡을 유지하고 5초간 자세를 유지한 후 숨을 들이마시면서 제자리로 올라온다. 5회 반복해준다.

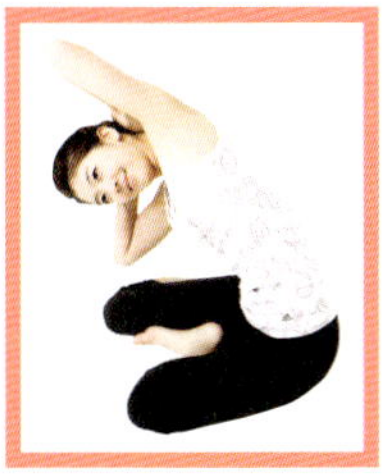

5초간 유지

NG 이 자세를 할 때 척추가 앞으로 숙여지지 않도록 한다.

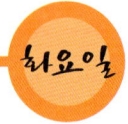
화요일

매력적인 골반 만들기

골반과 엉덩이의 군살을 빼주면서 탄력을 높여준다.

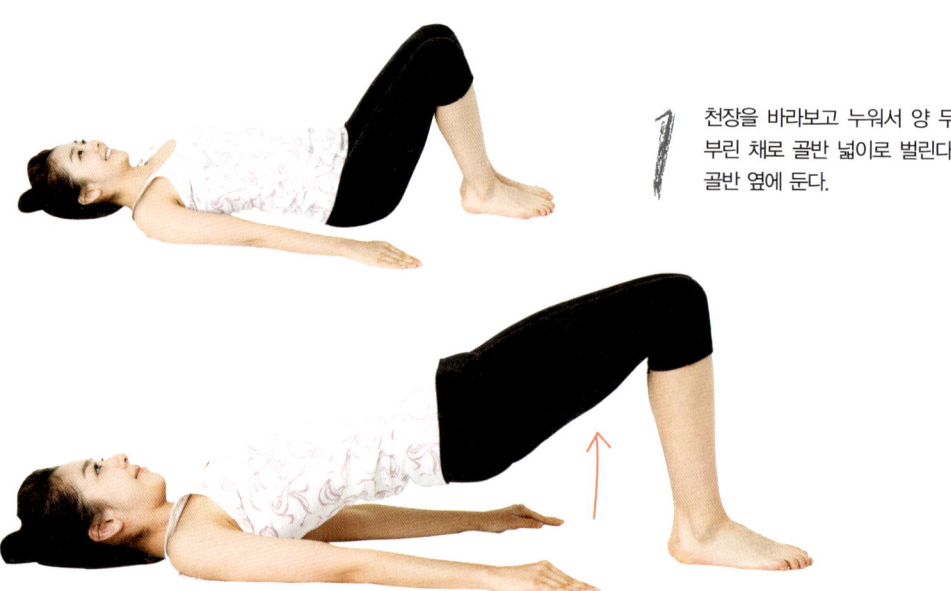

1 천장을 바라보고 누워서 양 무릎을 구부린 채로 골반 넓이로 벌린다. 양팔은 골반 옆에 둔다.

2 양 어깨에 긴장을 푼 상태에서 복부에 살짝 힘을 주고 발뒤꿈치로 바닥을 밀면서, 엉덩이와 등, 어깨를 일직선을 유지하며 들어준다. 정지 상태에서 5~7번 호흡을 한 후, 내쉬는 호흡에 흉추부터 요추, 천추, 꼬리뼈 순서로 척추가 하나씩 매트에 닿는 느낌으로 내려온다. 3회 반복한다.

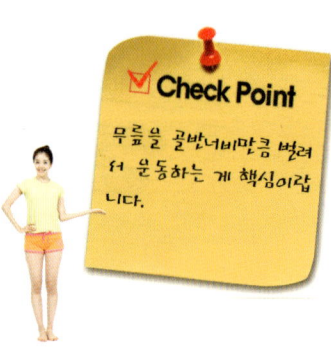

Check Point
무릎을 골반너비만큼 벌려서 운동하는 게 핵심이랍니다.

어깨와 허리와 무릎이 일직선이 되도록 해야 한다. 골반을 너무 많이 들어 올리거나 내려도 안 된다.

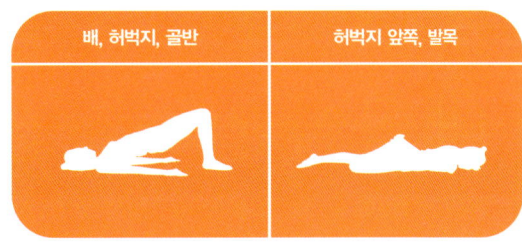

허벅지 사이즈 줄이기

허벅지 앞 근육을 스트레칭 시켜서 혈액순환을 좋게 하고 허벅지 근육을 탄력 있게 만들어준다.

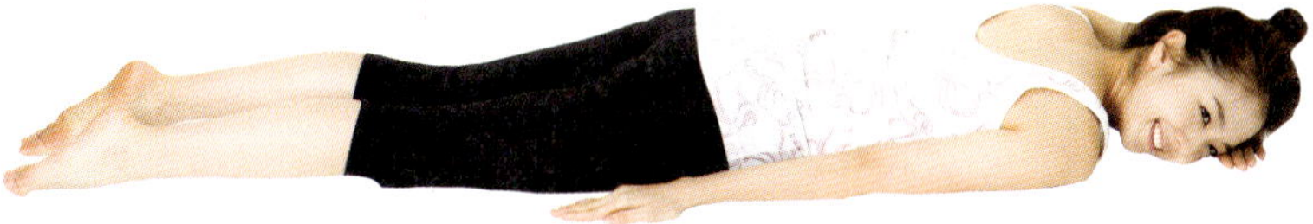

1. 엎드려 누워서 왼쪽 손은 얼굴을 받친다.

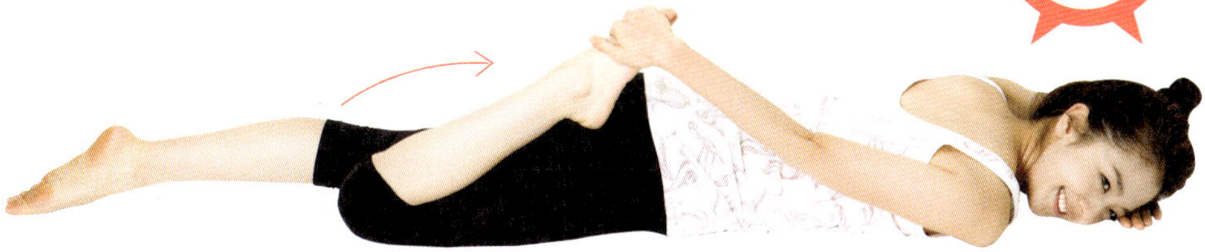

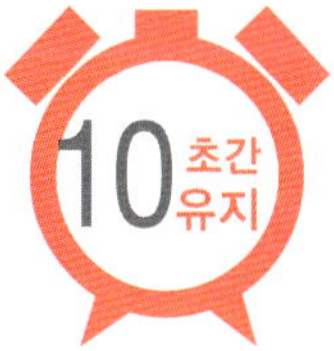

2. 오른 다리를 뒤로 구부려 오른손으로 잡아 당겨 허벅지가 당기는 것을 느낀다. 약 10초간 정지한 후 발을 바꿔서 실시한다. 3회 실시한다.

10초간 유지

Check Point
발끝부분을 잡고 당기면 효과를 훨씬 더 높일 수 있어요.

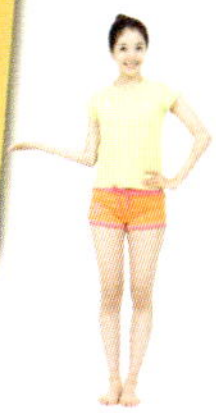

Let's Break~!

지친 일상을 씻어내는 하루 중 편안한 휴식

내 몸이 원하는 건강한 목욕

그냥 사는 것보다 잘 사는 것, 웰빙이 목적이 된 현대인에게 홈스파는 빼놓을 수 없는 키워드다. 편안한 휴식을 제공해 힐링 효과는 물론 건강 에너지를 재충전시키고, 아름답고 건강한 피부를 가꿀 수 있는 목욕 시간. 조금 번거롭더라도 내 몸을 위해 조금만 더 목욕에 신경 써보는 건 어떨까.

목욕 전 알아두면 좋은 상식

» 목욕물의 온도는 36~40℃가 적당하다

35~36℃의 물은 우리 체온과 비슷해 편안한 목욕을 할 수 있다. 이보다 약간 따뜻한 40℃까지는 부교감신경을 자극해 긴장을 해소한다. 너무 뜨거운 물은 피부에 꼭 필요한 지질을 녹여 건조증을 유발하니 조심해야 한다. 이때 체내의 노폐물을 배출시켜주는 입욕제를 함께 사용하면 혈행촉진과 발한작용으로 온욕 효과를 높일 수 있다. **DHC BS 바스솔트**

» 목욕 전후에 수분을 섭취한다

목욕 전에 마시는 물은 우리 몸의 노폐물을 원활히 배출할 수 있게 돕는다. 또 목욕을 하는 동안 땀을 많이 흘리기 때문에 목욕이 끝나면 갈증을 느끼게 되는데, 이때 물 한 잔으로 우리 몸에 부족한 수분을 보충하는 것이 좋다.

» 때 타월은 경우에 따라 사용한다

지성 피부인 사람은 가끔이라도 때를 밀면 여드름을 줄일 수 있다. 피부에 기름기가 많으면 오래된 각질이 떨어지지 않아 각질이 쌓이고 여드름이 잘 생길 수 있지만, 건조한 겨울철에는 평소에 하던 때밀이가 자극을 줄 수 있으므로 가급적 자제하도록 한다. 대신, 적당한 자극과 마사지 효과가 있는 바디 전용 솝 등을 활용하여 손바닥이나 바디 스폰지 등으로 거품을 내어 피부의 노폐물을 깨끗하게 씻어내면 자극 없이 매끈한 피부를 유지할 수 있다. **DHC BS바디 솝**

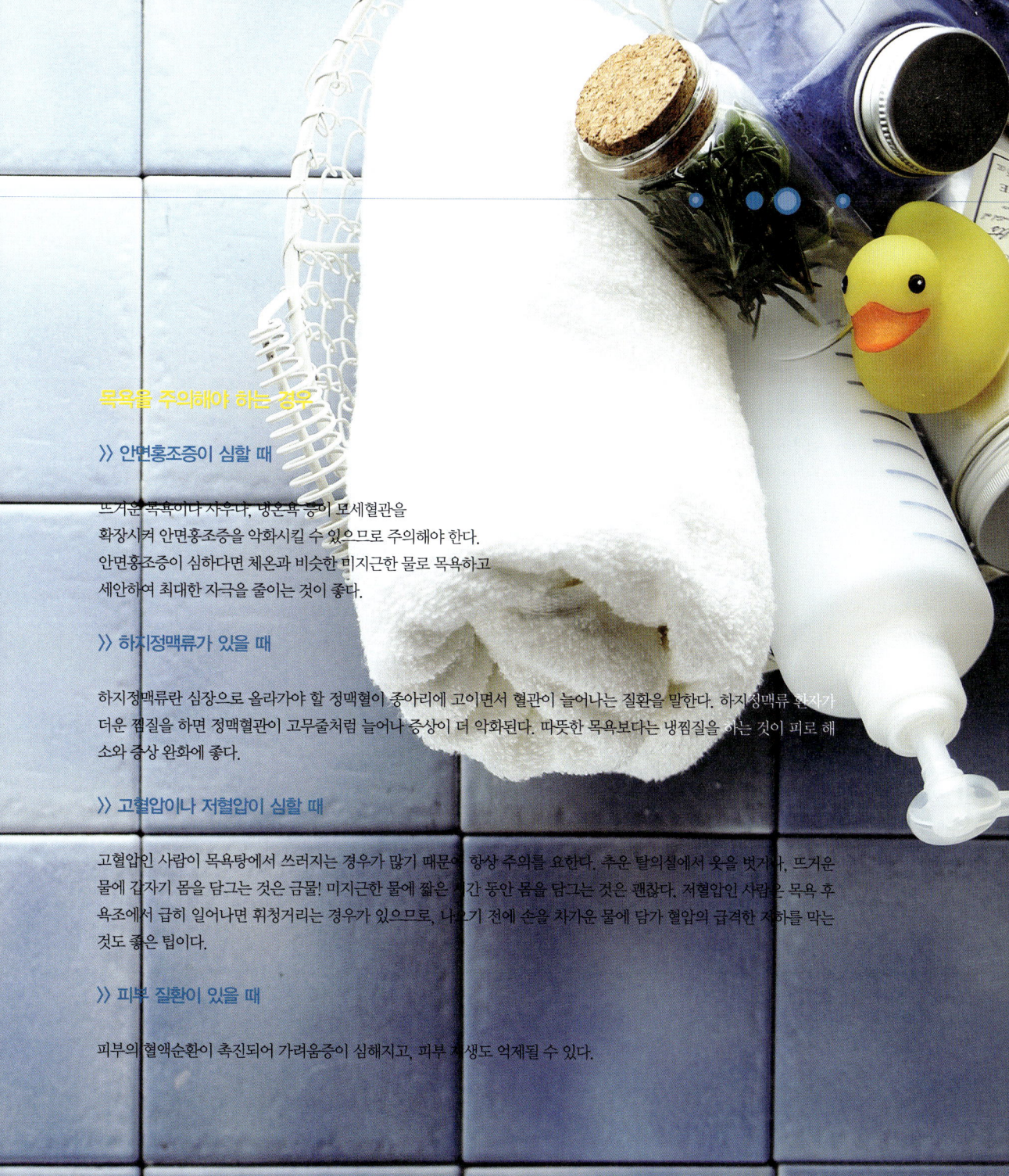

목욕을 주의해야 하는 경우

>> 안면홍조증이 심할 때

뜨거운 목욕이나 사우나, 냉온욕 등이 모세혈관을
확장시켜 안면홍조증을 악화시킬 수 있으므로 주의해야 한다.
안면홍조증이 심하다면 체온과 비슷한 미지근한 물로 목욕하고
세안하여 최대한 자극을 줄이는 것이 좋다.

>> 하지정맥류가 있을 때

하지정맥류란 심장으로 올라가야 할 정맥혈이 종아리에 고이면서 혈관이 늘어나는 질환을 말한다. 하지정맥류 환자가 더운 찜질을 하면 정맥혈관이 고무줄처럼 늘어나 증상이 더 악화된다. 따뜻한 목욕보다는 냉찜질을 하는 것이 피로 해소와 증상 완화에 좋다.

>> 고혈압이나 저혈압이 심할 때

고혈압인 사람이 목욕탕에서 쓰러지는 경우가 많기 때문에 항상 주의를 요한다. 추운 탈의실에서 옷을 벗거나, 뜨거운 물에 갑자기 몸을 담그는 것은 금물! 미지근한 물에 짧은 시간 동안 몸을 담그는 것은 괜찮다. 저혈압인 사람은 목욕 후 욕조에서 급히 일어나면 휘청거리는 경우가 있으므로, 나오기 전에 손을 차가운 물에 담가 혈압의 급격한 저하를 막는 것도 좋은 팁이다.

>> 피부 질환이 있을 때

피부의 혈액순환이 촉진되어 가려움증이 심해지고, 피부 재생도 억제될 수 있다.

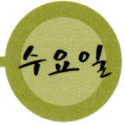
수요일 내 몸의 에너지를 올리는 파자마 다이어트

아름다운 복부 만들기

복부와 허리선을 아름답게 한다. 꾸준히 하면 잘록한 바디 라인이 된다.

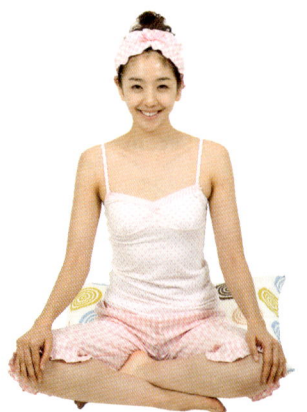

1 양반 다리를 하고 평평한 베개 위에 걸터앉는다.

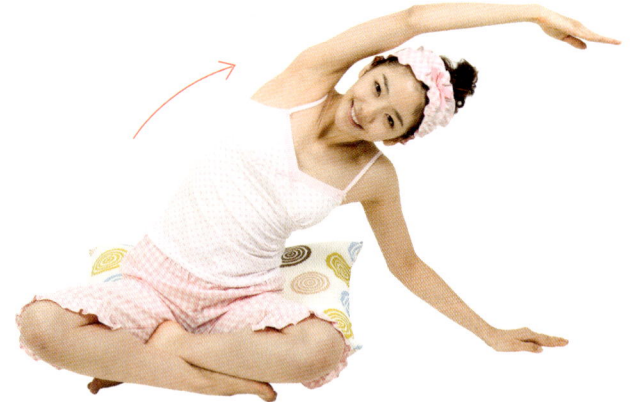

2 왼쪽 손을 엉덩이 옆 바닥에 대고, 왼쪽 팔꿈치를 살짝 굽힌다. 오른쪽 팔을 귀 옆으로 붙일 듯 천장 쪽으로 들어올린다. 몸을 왼쪽으로 기울여, 자세를 유지한 채 왼쪽 어깨를 바닥 쪽으로 내린다. 이때 엉덩이가 들리지 않도록 주의한다. 8~10회 호흡을 한 후 반대쪽도 똑같이 3회 실시한다.

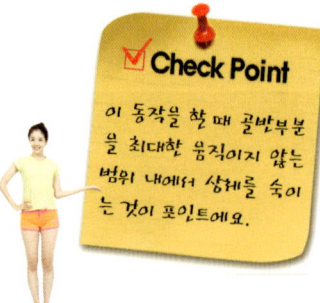

Check Point
이 동작을 할 때 골반부분을 최대한 움직이지 않는 범위 내에서 상체를 숙이는 것이 포인트예요.

 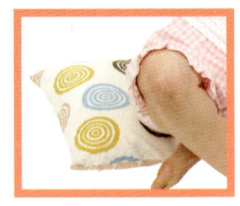
이 동작을 할 때 엉덩이가 바닥에서 떨어지지 않게 한다.

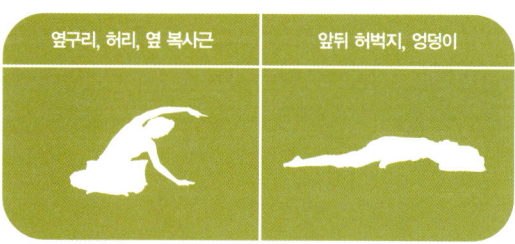

하체 피로 풀어주기

대둔근과 허벅지 근육을 스트레칭 해서 하체 피로를 풀고 근육의 탄력을 높인다.

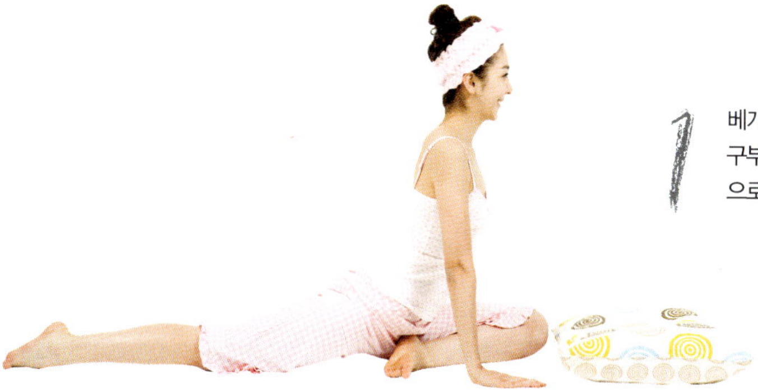

1 베개를 앞에 두고 앉아 왼쪽 무릎을 앞으로 구부리고, 왼쪽 발바닥을 오른쪽 허벅지 쪽으로 가져온다. 오른 다리는 뒤로 뻗는다.

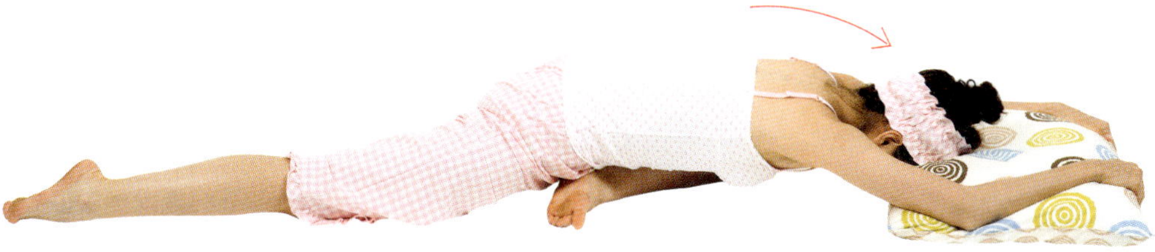

2 숨을 들이마시면서 상체를 앞쪽으로 숙여서, 머리를 베개 쪽에 닿도록 한다. 그리고 양팔을 앞으로 뻗고, 팔꿈치를 살짝 구부린 상태에서 5~7번 숨을 쉬고 다시 상체를 올린다. 발을 바꿔서 3회 실시한다.

Advance - 고급 동작
운동 효과를 더 많이 보려면 왼쪽 다리를 펴 일직선으로 해서 상체를 숙인다.

Check Point
이 동작을 할 때 골반이나 몸이 틀어지지 않도록 주의하세요.

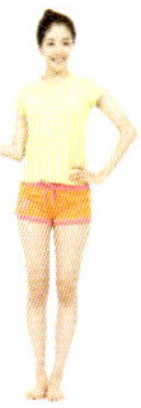

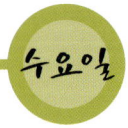

골반 부드럽게 하기

골반의 앞 근육 및 엉덩이 근육을 풀어서 오랜 시간 앉아 있어 굳은 골반근육을 부드럽게 해준다.

1 양 무릎을 가슴 쪽으로 모으고 바닥에 발을 편안히 둔다. 두 팔은 머리 뒤로 깍지를 낀다.

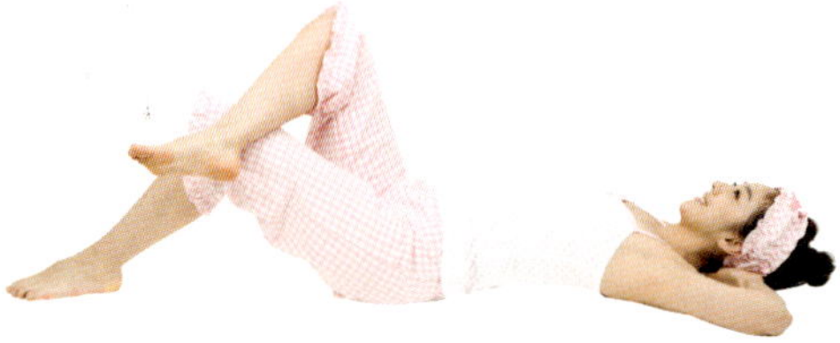

2 오른쪽 다리를 왼쪽 다리 위로 올린다.

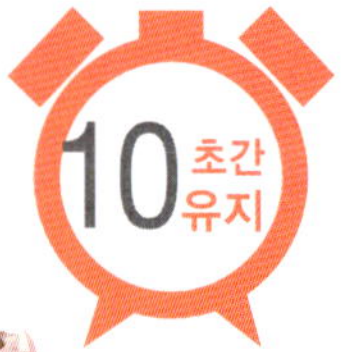

10초간 유지

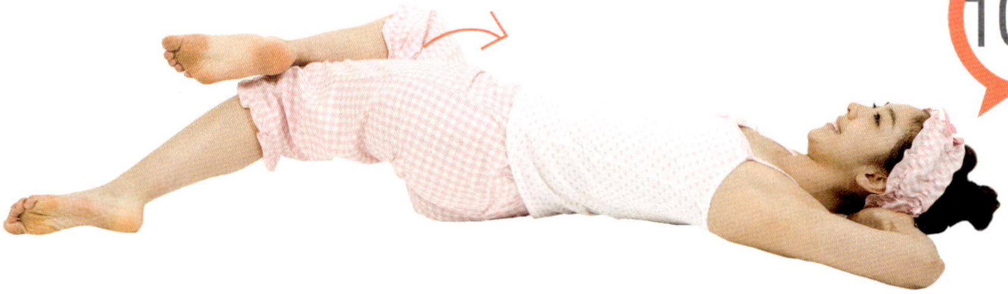

3 옆 엉덩이나 등, 허리를 따라 충분히 근육이 당겨지도록 오른 다리를 이용해 왼 다리를 바닥으로 끌어내린다. 이 자세를 10초간 유지하면서 숨을 들이마시고 내쉰다. 반대쪽도 똑같이 3회 실시한다.

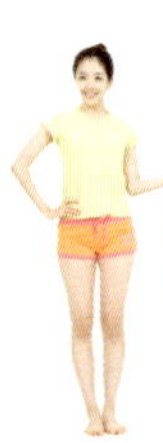

Check Point
윗등, 뒷머리, 어깨, 팔꿈치는 바닥에 닿아있어야 해요. 당겨지는 무릎이 마룻바닥에 닿지 않는 범위에서 하세요.

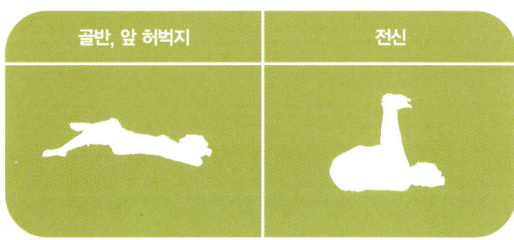

| 골반, 앞 허벅지 | 전신 |

온몸 편하게 하기

등 근육 및 상·하체에 자극을 주어 혈액순환 및 피로 해소를 돕는다.

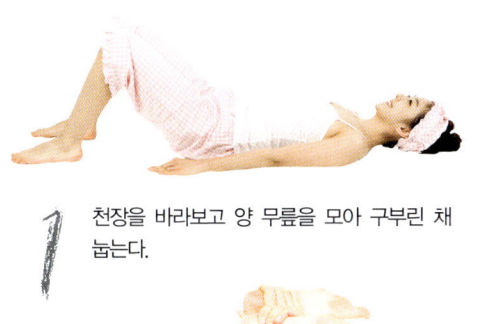

1 천장을 바라보고 양 무릎을 모아 구부린 채 눕는다.

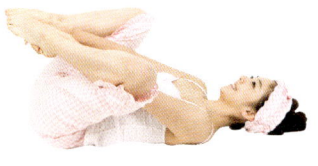

2 양 무릎을 가슴 쪽으로 구부려 양손을 양발의 안쪽 면을 잡아 쥔다.

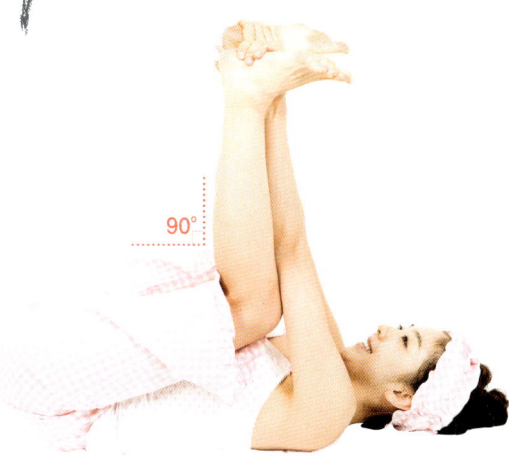

3 무릎을 당겨서 겨드랑이 쪽으로 둔 다음, 발뒤꿈치를 무릎 높이로 유지한 채 발을 구부린다. 호흡을 8~10번하며 자세를 유지한 후, 천천히 처음 자세로 돌아온다. 3회 실시한다.

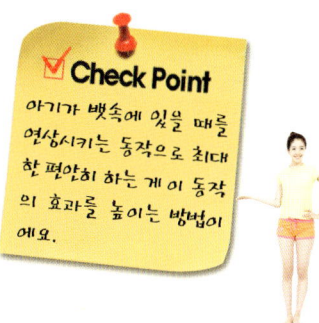

Check Point
아기가 뱃속에 있을 때를 연상시키는 동작으로 최대한 편안히 하는 게 이 동작의 효과를 높이는 방법이에요.

45

Let's Break~!

왠지 잠자리가 불편하시다고요?

숙면과 척추 건강 위한 베개 선택법

아무 생각 없이 베는 베개가 당신의 척추 건강과 숙면에 나쁜 영향을 미치고 있다면? 수면과 베개의 밀접한 관계를 알아보고, 다양한 베개의 기능과 올바른 베개 선택법도 배워보자.

#1. 나에게 맞는 베개의 필요성

베개를 구입할 때 어떤 것에 기준을 두는가? 대개 폭신함의 정도, 디자인, 평소 잠드는 습관 등에 의한 선택이 많다. 높은 베개를 사용해야 잠이 잘 오는 사람이 있는 반면 낮은 베개를 사용해야만 편안함을 느끼는 사람이 있다. 하지만 베개 선택은 수면의 질과 수면 중 일어나는 증상에 따라야 한다. 사람이 일어나 있을 때 기도의 모양은 튜브 모양인데, 누우면 그 모양이 찌그러든다.

일반인들은 기도 주변의 근육 덕분에 적당한 기도 공간을 확보하지만 수면무호흡증이나 코골이 환자의 경우 근육 이상으로 적당한 공간을 확보하지 못해 그러한 증상이 나타난다. 적당한 높이의 베개가 그 문제를 교정해 주는데, 요즘 출시된 '코골이 전용 베개'가 기도 확보에 포커스를 맞추고 있는 것도 이러한 이유다. 수면 장애를 겪고 있지 않더라도 베개 선택은 중요하다. 올바른 자세는 머리부터 척추가 일직선이 되어야 한다. 12세까지는 크게 문제가 없지만 12세가 지나면 몸이 자라 머리가 뒤로 꺾이기 때문에 머리를 받쳐 목은 C자형, 척추는 일직선으로 만들어 줄 베개가 필요하다.

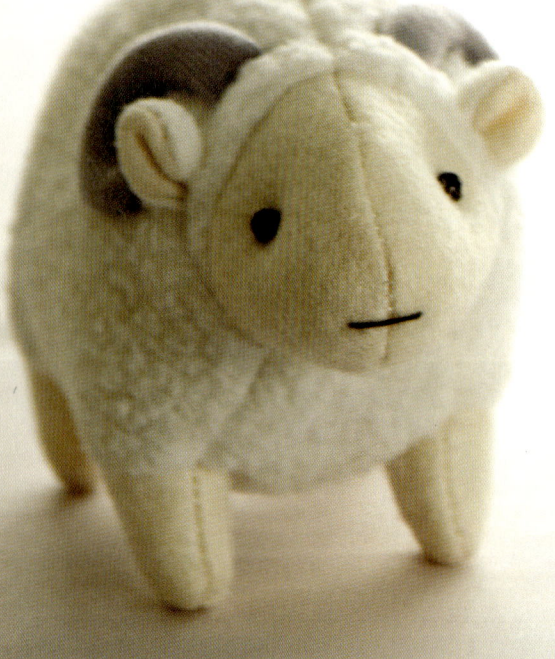

#2. 내 몸에 딱 맞는 베개 높이는?

전문가들은 보통 6~9cm 높이의 베게가 가장 적당하다고 이야기한다. 옆으로 누웠을 때 목뼈가 위나 아래로 휘지 않고 등뼈와 일직선으로 높아져야만 목에 무리가 가지 않기 때문이다. 성인 남자의 경우 바로 누운 자세에서 7.9cm, 옆으로 누웠을 때는 9.5cm가 적당하다. 여자는 그보다 좀 낮다. 바로 누웠을 때 6.3cm, 옆으로 누웠을 때 7.3cm가 적당하다. 이 높이는 한국인의 평균 체형을 기준으로 한 것이기 때문에 이 평균보다 크거나 작은 사람은 몸에 맞게 그 높이를 조절해야 한다. 몸이 뚱뚱한 사람은 기본 높이에서 1cm 정도 높게 베고, 마른 사람은 1cm 정도 낮게 벤다.

베개를 벨 때는 머리를 받친다고 생각하지 말고, 목을 받친다는 생각으로 베야 한다. 목의 근육이 이완되어 편안한 느낌을 주며 목뼈가 정상적인 'C'자 곡선을 유지할 수 있어 숙면을 취할 수 있다. 너무 낮은 베개를 베고 잘 경우 몸이 불편하고 도리어 일자 목이 되기 쉽다. 이렇게 일자 목이 되면 목뼈 전체에 무리가 와 근육이 더욱 뻣뻣하게 긴장되고, 목 디스크에 무리가 갈 수 있다.

#3. 어떤 게 좋을까? 다양한 베개의 종류

• 부드러운 베개, 연침(軟枕)

연침은 폭신하고 부드러운 것이 특징이다. 감촉은 베개 선택의 중요한 기준 중 하나다. 좋은 감촉은 숙면을 돕기 때문이다. 요즘 인기를 끌고 있는 메모리폼 베개는 대표적인 연침으로 손으로 눌러보면 원래의 모양대로 돌아오는 원상 복원력이 뛰어남을 알 수 있다. 이 제품은 잠을 잘 때 머리 모양에 맞추어져 머리에 부담을 주지 않고, 숙면을 취할 수도록 도와준다. 연침 중 너무 부드러워 푹 꺼지는 베개는 목과 척추 모양을 흐트러뜨릴 수 있으니 주의한다.

• 딱딱한 베개, 경침(警枕)

나무나 돌을 소재로 해 딱딱한 베개. 열이 잘 전달되지 않아 머리를 차갑게 해 여름에 특히 인기가 좋다. 단단한 것이 숙면에 방해가 될 수는 있지만 너무 높거나 낮지 않다면 척추나 목 건강에는 무리가 없다.

• 약침(藥枕)

베개 속에 각종 약재를 넣어 만든 베개. 외국의 경우 라벤더 등 아로마 식물을 넣었을 때 향 요법으로 불면증을 없애고 숙면을 돕는다는 연구 결과가 나와 있다. 시중에 향기 베개가 나오고 있으니 그런 제품을 활용해도 되고, 베갯속이나 베갯잇에 아로마 오일을 소량 떨어뜨린 다음 잠을 청해도 좋다. 강한 향이 도리어 두통이 유발하니 아주 적은 양을 이용할 것. 곡류 등의 베개가 수면에 좋다는 연구결과는 아직 없다.

• 기능성 베개

수면 중 장애를 교정하는 베개가 늘고 있다. 수면무호흡증, 코골이를 완화시키는 코골이 전용 베개, 일자목을 교정하는 베개 등 그 종류도 다양하다. 코골이 베개의 경우 기도를 확보해 코 고는 것을 방지한다.

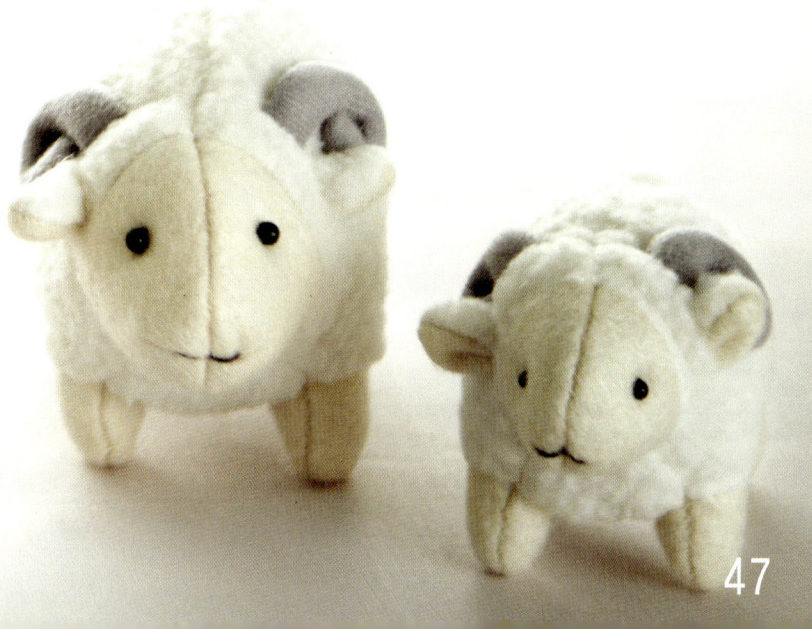

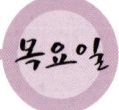 **목요일** 주 중 쌓인 피로를 확 날려버리는 파자마 다이어트

피곤한 몸에 휴식 주기

허리, 고관절 통증을 완화시키고, 머리를 바닥에 놓음으로써 혈액순환, 피로 해소에 도움을 준다.

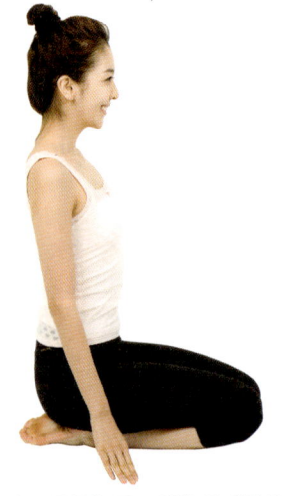

1 무릎을 꿇고 앉은 후 척추를 길게 하여 바른 자세를 유지한다.

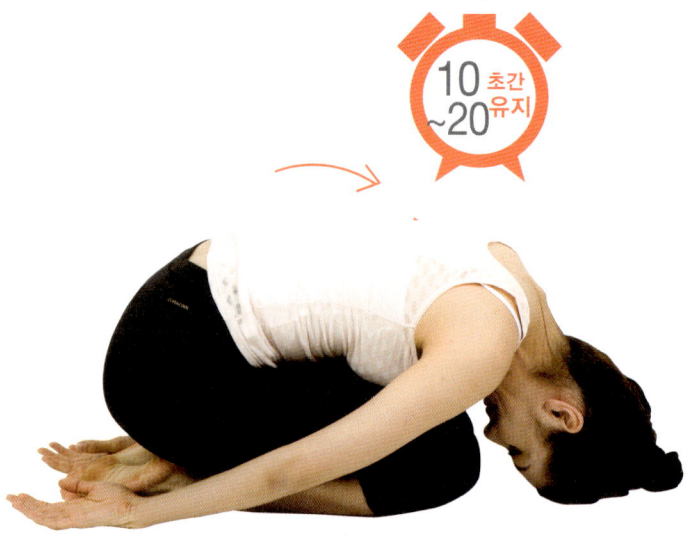

2 숨을 들이마시고 내쉬면서, 상체를 숙여 무릎 앞쪽으로 이마를 놓는다. 이 동작을 10~20초간 유지하고 다시 상체 척추 하나하나씩 들어올리는 느낌으로 일으킨다. 2회 반복한다.

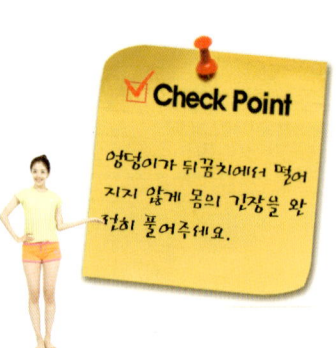

Check Point
엉덩이가 뒤꿈치에서 떨어지지 않게 몸의 긴장을 완전히 풀어주세요.

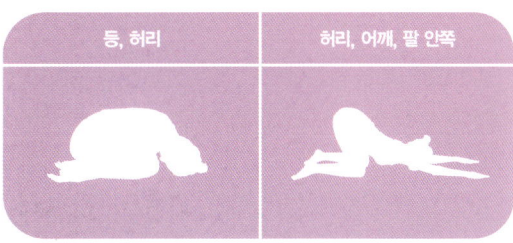

굳은 어깨 풀어주기

굳어 있는 등과 어깨를 풀어주는 동작으로 어깨 위로 가는 혈액순환을 도와준다.

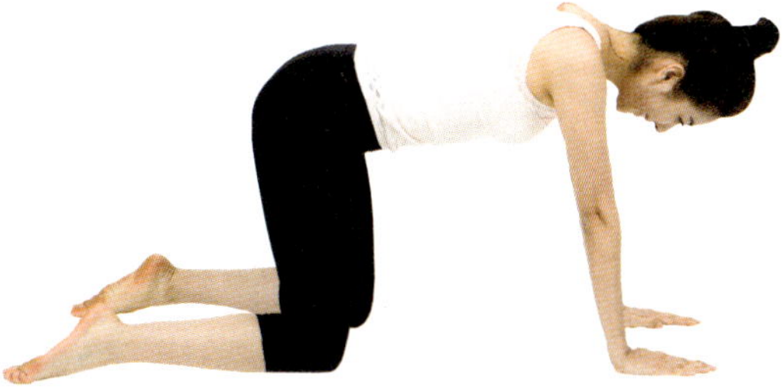

1. 바닥에 두 무릎과 두 손을 짚고 엎드려 고양이 자세를 취한다.

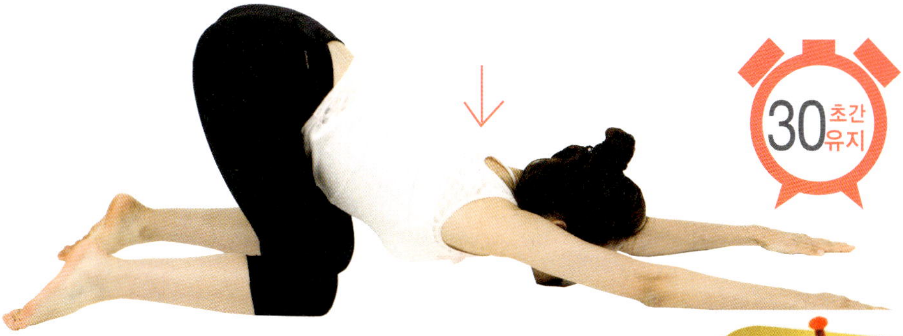

2. 그 상태에서 무게중심을 아래쪽으로 옮기고, 팔을 일직선으로 펴고 어깨와 등을 펴준 후, 턱이 바닥에 닿는다는 느낌으로 가슴을 눌러준다. 이때 무릎과 엉덩이도 일직선이 되게 한다. 이 자세를 30초 이상 유지하고 2~3회 반복한다.

30초간 유지

Check Point
양다리와 양팔이 일직선이 되게 하고, 다리가 오므려지지 않게 자세를 잡아야 해요.

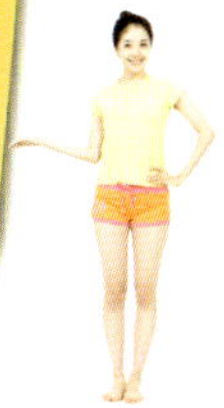

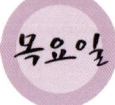
목요일

복부 지방 줄이기

척추 전체의 유연성과 힘을 길러주고, 복근과 장을 마사지하는 효과가 있어 복부 지방이 줄어드는 효과가 있다.

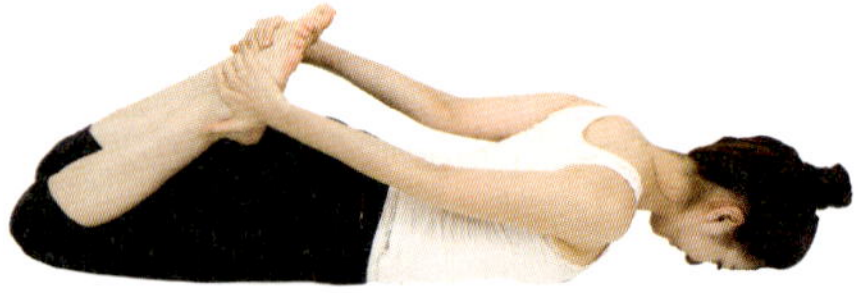

1 배를 바닥에 대고 엎드려 무릎을 뒤로 구부린 다음, 양손으로 각각 발목을 잡는다.

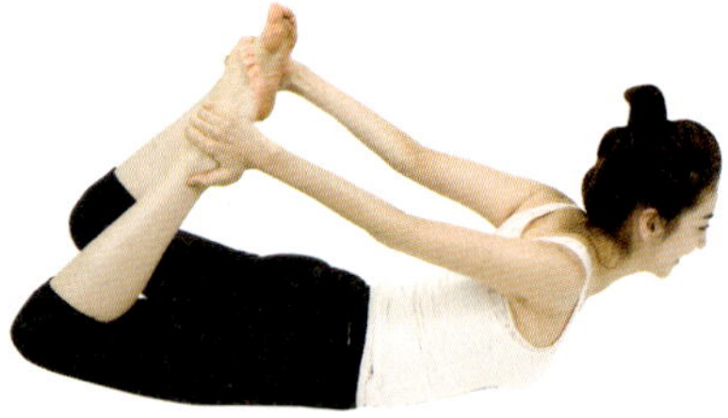

2 숨을 들이마시면서 두 발을 먼저 천장 쪽으로 천천히 들어 올리며 호흡을 유지한다.

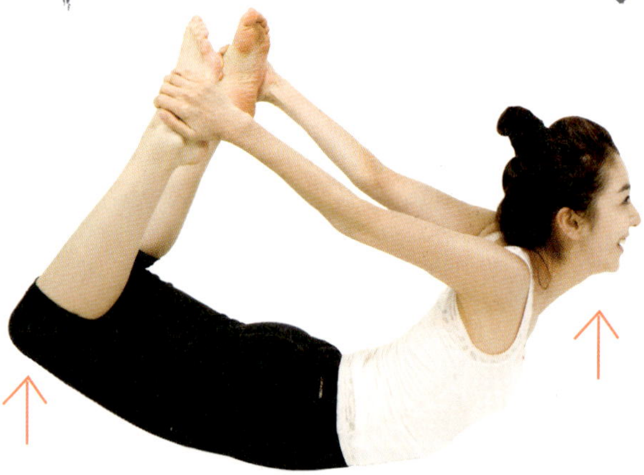

3 다시 숨을 들이마시면서 상체를 일으켜 윗몸과 다리가 활모양이 되도록 밀어 올린다. 이 자세를 유지한 채로 호흡을 하면서 10초간 유지한다. 숨을 들이마시고 내쉬면서 상체를 내리고, 팔을 풀고 휴식을 취한다. 2회 반복한다.

10초간 유지

✓ Check Point
활모양을 만들 때 상체를 너무 들지 말고 각자 할 수 있는 부분까지만 올리는 게 중요해요. 욕심부리면 다칠 수 있으니 주의하세요.

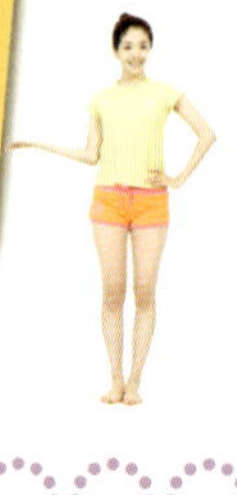

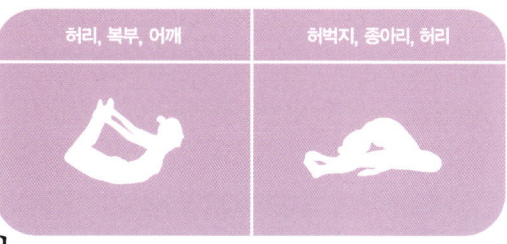

건강하고 예쁜 다리 만들기

고관절을 벌린 상태에서 척추를 일직선으로 폈다가 숙이는 자극을 주면, 척수액의 흐름이 원활해져 몸과 다리에 긴장을 완화하는 데 효과적이다.

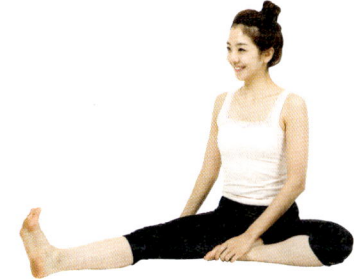

1 두 다리를 최대한 벌리고 앉은 다음, 왼쪽 다리를 안쪽으로 접고, 오른쪽 다리를 펴고 앉는다.

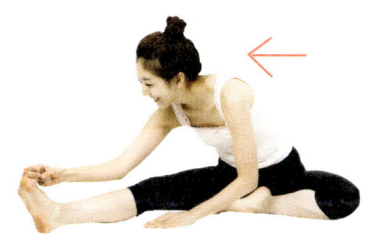

2 발목을 몸 쪽으로 당겨서 아킬레스건을 당겨준다. 이때 척추도 곧게 펴서 몸을 바르게 한다.

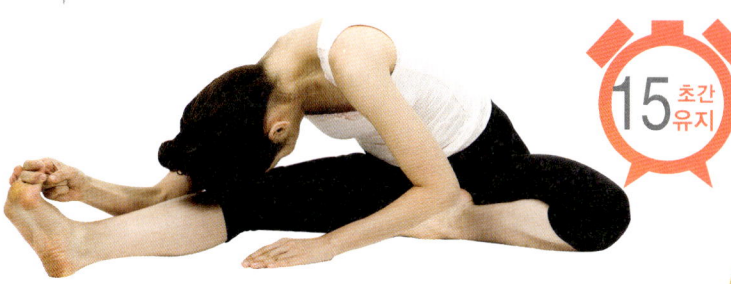

15초간 유지

3 그 상태에서 숨을 들이마시면서, 두 손으로 오른쪽 엄지발가락을 잡고 허리부터 상체를 천천히 숙인다. 이때 허벅지가 많이 당긴다면, 무릎을 구부려도 괜찮다. 15초간 정지 상태를 유지하고 3회 반복한다.

NG 상체를 옆으로 트는 것이 아니라 다리 쪽으로 상체를 틀어준다.

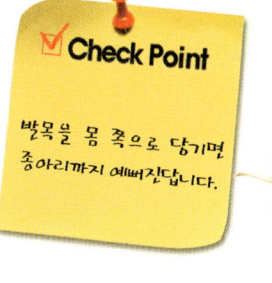

Check Point

발목을 몸 쪽으로 당기면 종아리까지 예뻐집니다.

Let's Break~!

계절과 과일이 만나면 맛과 건강은 두 배!

맛있는 건강 과일 주스

정기적으로 과일을 섭취하기 힘든 현대인에게는 비타민과 무기질이 부족하기 쉽다. 식이섬유가 풍부하고 항산화 효과가 뛰어난 제철과일을 가장 편하게 먹을 수 있는 방법은 주스로 만들어 먹는 것이다. 여러 과일을 섞어 새로운 맛을 만들 수 있고, 껍질째 갈면 몸에 좋은 영양성분을 보다 더 섭취할 수 있다. 주스를 통한 섭취는 영양소의 파괴는 있지만 많은 양의 과일을 소화하기 쉽게 먹을 수 있어 좋다. 갖가지 증상에 효과적이면서 맛도 좋은 주스 두 가지를 소개한다.

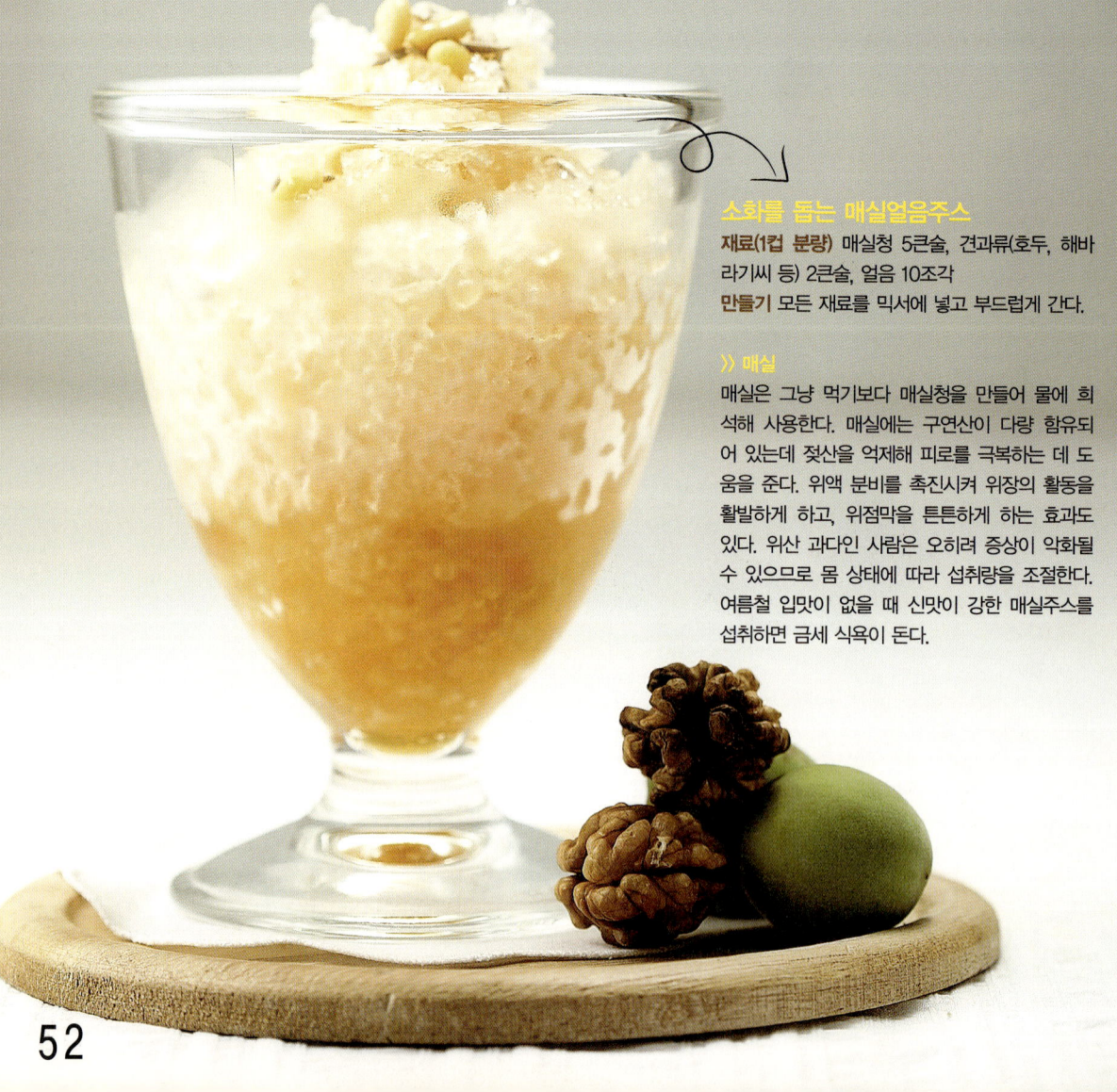

소화를 돕는 매실얼음주스
재료(1컵 분량) 매실청 5큰술, 견과류(호두, 해바라기씨 등) 2큰술, 얼음 10조각
만들기 모든 재료를 믹서에 넣고 부드럽게 간다.

》 매실
매실은 그냥 먹기보다 매실청을 만들어 물에 희석해 사용한다. 매실에는 구연산이 다량 함유되어 있는데 젖산을 억제해 피로를 극복하는 데 도움을 준다. 위액 분비를 촉진시켜 위장의 활동을 활발하게 하고, 위점막을 튼튼하게 하는 효과도 있다. 위산 과다인 사람은 오히려 증상이 악화될 수 있으므로 몸 상태에 따라 섭취량을 조절한다. 여름철 입맛이 없을 때 신맛이 강한 매실주스를 섭취하면 금세 식욕이 돈다.

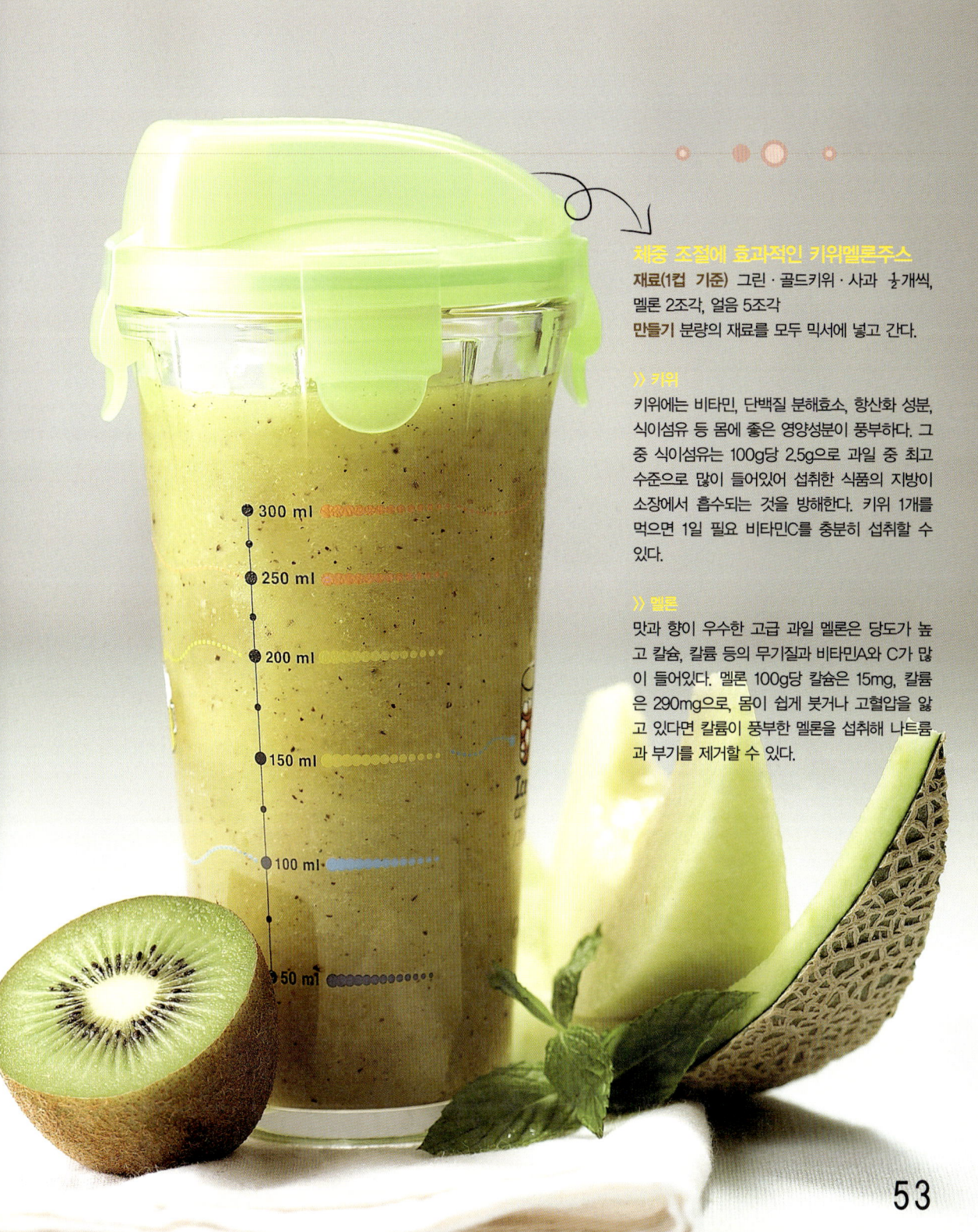

체중 조절에 효과적인 키위멜론주스
재료(1컵 기준) 그린·골드키위·사과 ⅓개씩, 멜론 2조각, 얼음 5조각
만들기 분량의 재료를 모두 믹서에 넣고 간다.

》 키위
키위에는 비타민, 단백질 분해효소, 항산화 성분, 식이섬유 등 몸에 좋은 영양성분이 풍부하다. 그 중 식이섬유는 100g당 2.5g으로 과일 중 최고 수준으로 많이 들어있어 섭취한 식품의 지방이 소장에서 흡수되는 것을 방해한다. 키위 1개를 먹으면 1일 필요 비타민C를 충분히 섭취할 수 있다.

》 멜론
맛과 향이 우수한 고급 과일 멜론은 당도가 높고 칼슘, 칼륨 등의 무기질과 비타민A와 C가 많이 들어있다. 멜론 100g당 칼슘은 15mg, 칼륨은 290mg으로, 몸이 쉽게 붓거나 고혈압을 앓고 있다면 칼륨이 풍부한 멜론을 섭취해 나트륨과 부기를 제거할 수 있다.

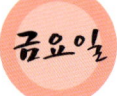 **금요일** 즐거움을 두 배로 올리는 파자마 다이어트

예쁜 골반 만들기

골반 조이기 운동을 하면 엉덩이와 배 근육이 예뻐지고, 좋은 자세에 맞도록 골반이 교정된다.

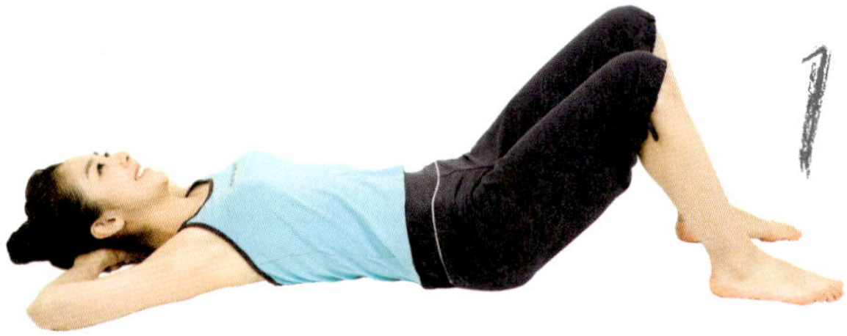

1 바로 누운 상태에서 다리는 골반넓이로 벌린 채 구부려 눕고 양팔은 머리 뒤로 깍지를 낀다.

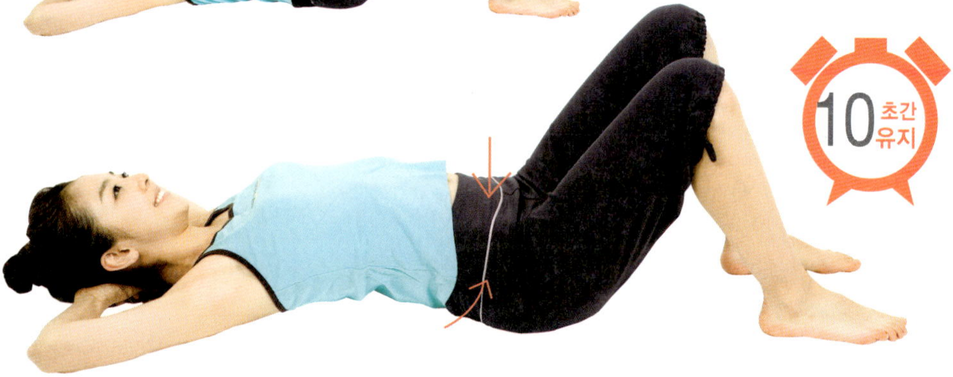

10초간 유지

2 등허리의 긴장을 풀어주기 위해 엉덩이 근육을 단단히 조여주면서 동시에 복부 근육을 조인다. 이 상태를 10초간 유지한 다음 긴장을 푼다. 근육이 수축되는 느낌을 받으며 골반을 조인다. 4회 반복한다.

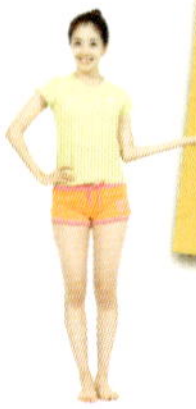

Check Point
허리를 아래로 누르며 골반을 올리는 느낌으로 해주는 것이 핵심이에요.

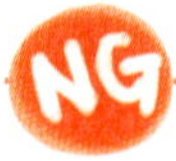

NG 허리가 너무 많이 휘지 않게 한다.

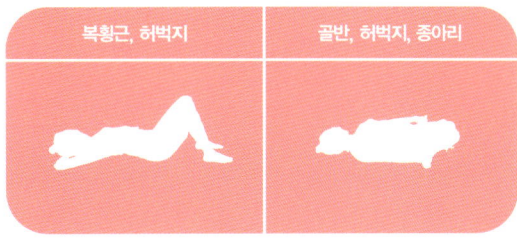

다리 피로 풀기

하체 혈액순환 및 신진대사를 원활하게 해서 피로를 해소하는 동작이다.

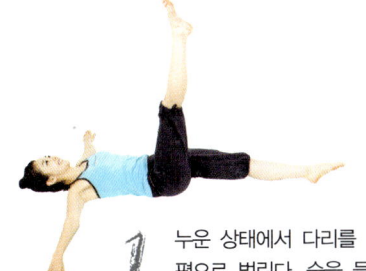

1. 누운 상태에서 다리를 펴고, 양팔은 수평으로 벌린다. 숨을 들이 마시면서 오른쪽 다리를 수직이 되도록 올린다.

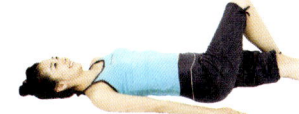

2. 숨을 내쉴 때 오른쪽 다리를 왼쪽으로 넘겨 왼손으로 오른발의 엄지를 꽉 잡는다.

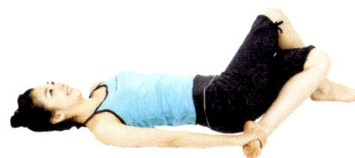

3. 왼쪽 다리를 구부려 엉덩이 가까이 오게 한 뒤, 오른손으로 왼쪽 엄지발가락을 잡고 양팔로 좌우의 발을 강하게 잡아당긴다.

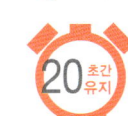

4. 완성자세가 되면 호흡을 하며 20초 자세를 유지한다. 이후 원래 자세로 돌아와 휴식을 취한다. 2회씩 반복한다.

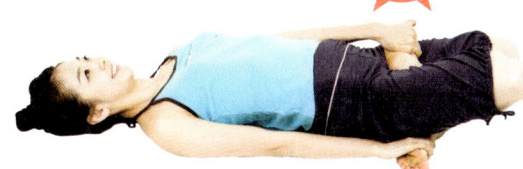

 어깨와 골반과 하체가 뒤틀리지 않고 일직선이 되도록 한다.

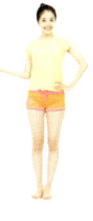

Check Point

유연성이 적은 사람은 이 동작이 잘 되지 않는데, 앉아서 기본 스트레칭을 하고 하면 훨씬 수월하게 할 수 있어요.

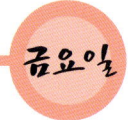

탄력 있고 유연한 다리 만들기

엉덩이 및 허벅지 근육의 탄력을 증가시키고, 복부자극으로 장 마사지 효과도 있어 소화불량 및 변비를 해소하는 데 효과적인 동작이다.

1 바닥에 편안하게 누운 채 발목을 이용해서 발끝을 쭉 뻗어준다.

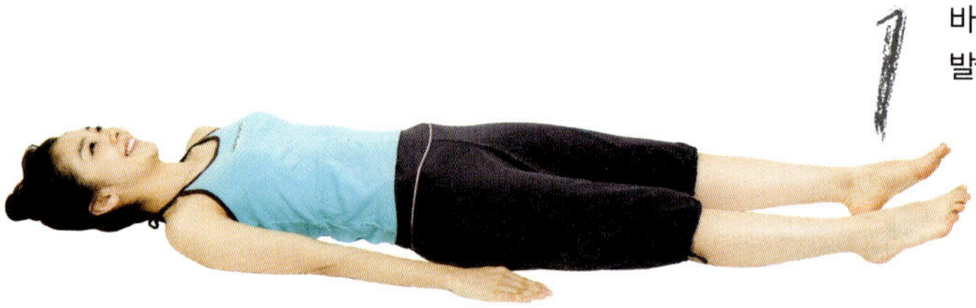

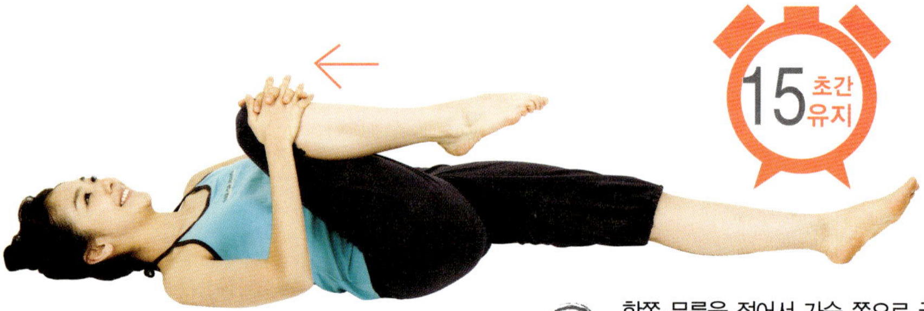

2 한쪽 무릎을 접어서 가슴 쪽으로 끌어당겨 15초간 자세를 유지한다. 그 후 반대편 발도 실시한다. 3회 반복한다.

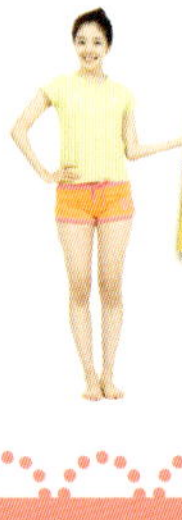

15초간 유지

Check Point
무릎 아래 부분을 잡아서 다리 전체가 굽혀지게 하세요.

Advance - 고급 동작
위 동작이 쉽게 느껴지면 몸 쪽으로 끌어당긴 다리를 쭉 뻗어서 발목을 잡아당긴다.

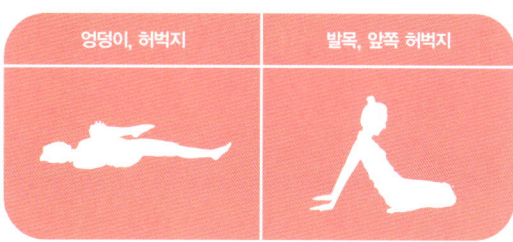

유연한 발목 만들기

허벅지 및 발목에 유연성을 향상시키고 스트레스 해소에 도움을 준다.

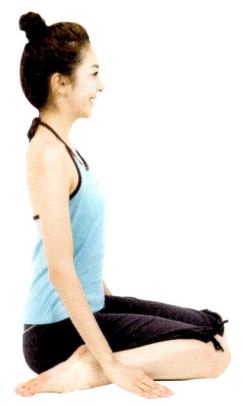

1 발목부분을 바닥에 대고 무릎을 꿇은 자세에서 발을 엉덩이 옆으로 빼낸다.

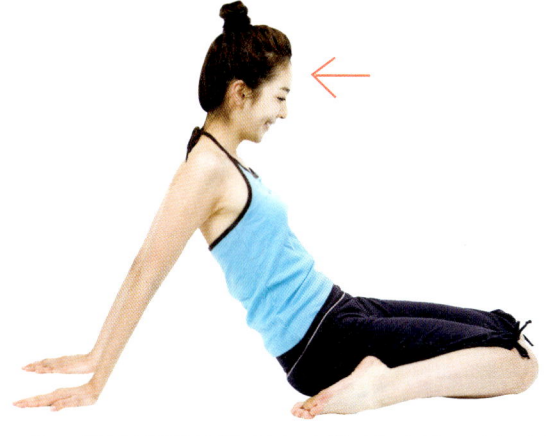

2 양손을 엉덩이 뒤쪽에 두고, 허벅지에 당김을 느낀다. 만약 통증이 심하면, 몸을 약간 앞쪽으로 숙여 무게중심을 잡아주고, 양손을 받침대 삼아 두 다리 바깥쪽 바닥 위에 놓는다. 2회 반복한다.

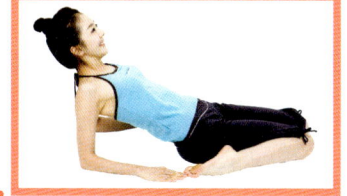

Advance - 고급 동작

누울 수 있으면 서서히 뒤로 누워서 10~20초 동안 유지하며 넓적다리와 발목이 당겨지는 것을 느낀다.

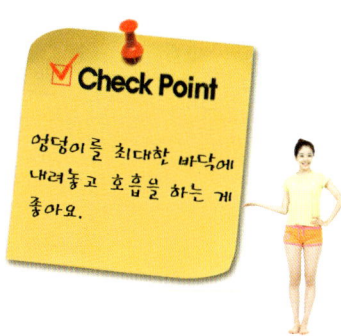

✓ Check Point

엉덩이를 최대한 바닥에 내려놓고 호흡을 하는 게 좋아요.

Let's Break~!

화장대를 가득 메운 화장품을 버리라고?

정말 아무것도 안 바르면 피부가 좋아질까?

텔레비전을 보면 연예인들이 맨얼굴을 보이며, 피부가 숨을 쉬도록 아무 것도 바르지 않았노라 말한다. 최근엔 '화장품=독'의 공식을 내세운 책도 나왔다. 건조하고 축 늘어진 피부, 진정 아무것도 바르지 않으면 절로 피부가 좋아질까?

피부가 가장 좋은 상태를 유지시켜주는 것이 중요

피부가 가장 좋아하는 상태는 수분 함량이 높아 촉촉하고 약산성인 상태다. 평소 피부는 약산성 상태를 유지하다가 폼 클렌징이나 비누 세안 뒤에는 약알칼리 상태로 바뀌게 되는데, 기초 화장품 중 토너가 이러한 피부를 다시 약산성 상태로 만들어주는 역할을 담당한다. 그렇기 때문에 세안 후 토너는 반드시 잊지 말고 발라야 한다. 여기에 보호막 역할을 해주는 로션, 외출 전 자외선 차단제 정도는 피부 타입에 상관없이 기본적으로 발라주는 것이 좋다. 특히 자외선은 피부에 치명적인 트러블과 질병을 유발하는 원인이기 때문에 자외선 차단제는 반드시 챙겨야 하는 필수품이다. 화장품의 향료나 화학성분에 대해 알레르기가 있는 민감한 피부를 가진 사람들은 세안 후 얼굴이 심하게 당기지 않는다면 화장품을 바르지 않는 것이 좋다. 당김이 심하거나 피부에 불편함이 느껴진다면 되도록 화학성분이 들어있지 않은 화장품을 바르는 게 좋다.

피부 상태를 읽지 못하면 피부는 트러블을 일으킨다

피부에 일어나는 다양한 피부 트러블 중 화장품으로 인한 트러블도 상당히 많다. 이는 피부 상태를 고려하지 않고 좋다는 이유로 무분별하게 화장품을 사용하면서 일어나는 것들이 대부분이다. 아무리 좋은 제품이라 내 피부에 맞지 않고 필요로 하지 않는다면 효과를 보기 힘들다. 피지 분비가 많은 상태에서 지나치게 많은 유분 공급 내지는 여러 제품을 덧바르게 되면 이것이 여드름이나 뾰루지의 원인이 될 수 있으므로, 늘 사용하던 화장품이라 할지라도 뾰루지가 났다면 유분이 많은 제품은 피하는 게 좋다. 또한 지성 피부라 해도 스키장 등을 다녀와서 건조함이 심하다면 수분 크림을 발라 줘야 한다. 남자들 중에는 각질이 일어날 정도로 건조한 피부인데 로션의 유분감이 싫어 사용하지 않는 사람이 종종 있다. 그런 경우엔 피부 건조증이 유발되어 피부에 안 좋다. 유분이 많은 피부에도 피부 밸런스를 맞춰주고 수분을 주는 과정은 반드시 필요하다. 이렇듯 그날그날의 피부 상태에 따라, 또 상황에 따라 화장품을 선택하여 써야만 피부 건강을 유지할 수 있다. 모든 타입의 피부는 아무것도 안 바르는 것보다는 자신의 피부 상태를 바로 알고 골라 바르는 것이 무엇보다 중요하다.

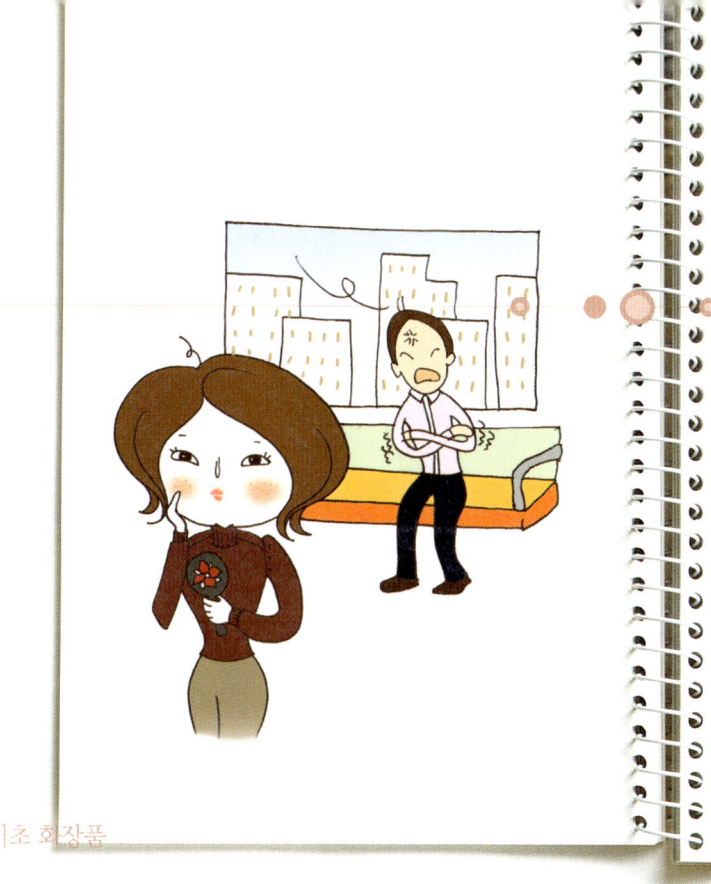

피부 타입에 따른 필수 기초 화장품

여드름·지성 피부 유분, 피지 분비가 많고 여드름이 잘 생기는 피부는 로션이 모공을 막아 트러블을 일으킬 수 있으므로 너무 유분이 많은 로션은 피하는 것이 좋다. 토너를 바른 후에 로션을 바르지 않고 유분 없이 보습을 해주는 수딩 에센스를 바르는 것도 방법. 그렇게 하면 피부 속 수분 함량도 높이고 여드름도 예방하는 효과를 동시에 얻을 수 있다. 야외 활동이 적은 날은 로션과 자외선 차단제 두 가지 다 바르는 것보다 토너를 바른 후에 자외선 차단 성분이 함유된 로션으로 마무리하자. 산뜻한 피부 표현은 물론 번들거림을 잡을 수 있다. 여드름이 심한 피부일 때는 티트리 오일 성분 등 향균 효과가 있는 제품을 선택하는 것이 좋다.

복합성 피부 이마와 코는 번들거리고 양볼은 건조하며 턱에는 뾰루지가 나는 복합성 피부의 경우 가장 문제가 되는 부위를 먼저 정할 것. 양볼의 건조함이 너무 심해 각질이 일어나고 갈라질 정도로 땅긴다면 유분이 많은 고보습 제품을 선택하고 로션과 유분이 많은 크림까지 꼼꼼히 발라주어야 한다. 턱과 이마 등 뾰루지가 유독 심하게 난다면 여드름 케어 제품을 선택해 컨트롤 해줄 것. 하지만 가장 권장하는 방법은 건조한 볼은 유분이 많은 고보습 제품을, T존은 산뜻한 토너와 수딩 에센스를, 뾰루지가 나는 턱에는 여드름 전용 제품을 사용하는 등 부위별로 맞춤 케어를 해주는 것이다.

건성 피부 세안 후 얼굴이 갈라질 듯 땅기고 각질이 일어나는 건성 피부에는 토너, 에센스, 로션, 수분크림 등의 화장품을 발라서 보습막을 충분히 만들어 주는 것이 중요하다. 이 중 가장 중요한 아이템은 수분크림인데 유분과 수분을 동시에 충족해주는 것을 선택해야 오랫동안 촉촉한 상태를 유지할 수 있다.

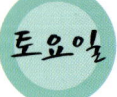
토요일 과식과 과음에 시달린 내 몸 달래기

고양이 등 만들기

호르몬을 활성화하여 노화를 방지하고 소화기능을 좋게 만든다.

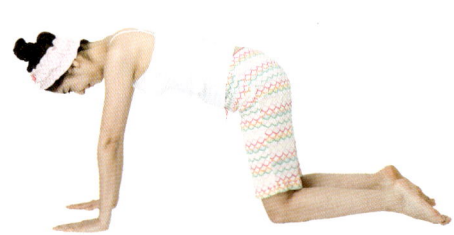

1 두 손과 무릎을 어깨 너비로 벌리고 바닥을 짚는다. 양 손끝이 놓인 지점과 무릎이 놓인 지점이 일직선상에 있게 한다.

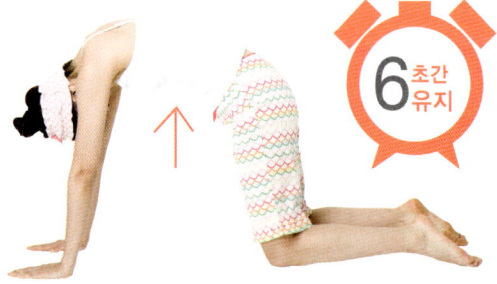

2 코로 숨을 들이마시면서 등을 한껏 천장으로 밀어 올려 배와 골반의 근육을 수축시키며 고개는 깊이 숙인다. 이 자세를 6초간 유지한다.

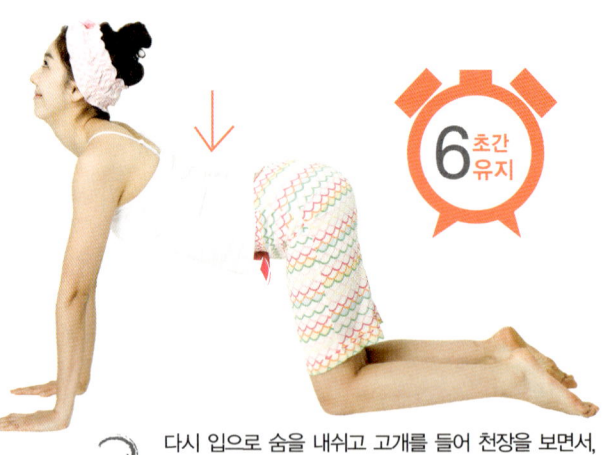

3 다시 입으로 숨을 내쉬고 고개를 들어 천장을 보면서, 등에 힘을 빼고 아래로 눌러준다. 6초간 유지하고, 4회 반복한다.

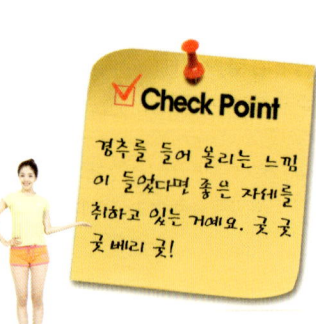

Check Point
경추를 들어 올리는 느낌이 들었다면 좋은 자세를 취하고 있는 거예요. 굿 굿 굿 베리 굿!

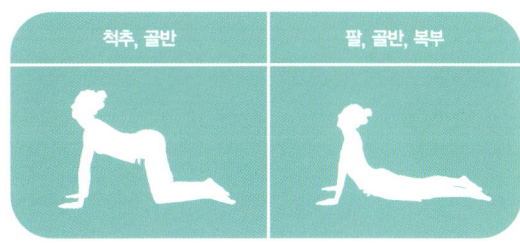

엎드려 상체 들기

흉추자극을 통해 소화불량을 해소하는 데 좋다.

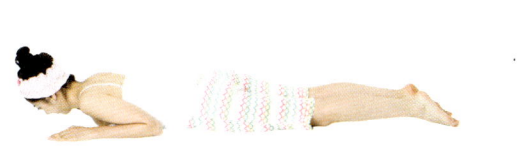

1. 엎드린 자세에서 두 손은 가슴 바로 옆을 짚고 다리는 어깨너비로 벌린다.

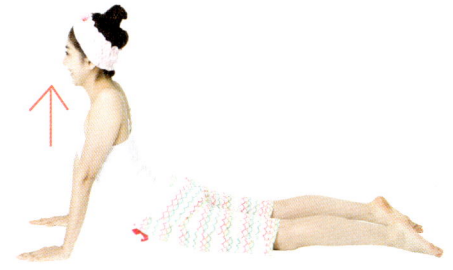

2. 그 상태로 천천히 호흡을 들이마시면서 상체를 위로 밀어 올린다. 배가 완전히 들리지 않게 하고, 허리 부분까지 상체를 들어 올린 뒤 입으로 숨을 내뱉는다.

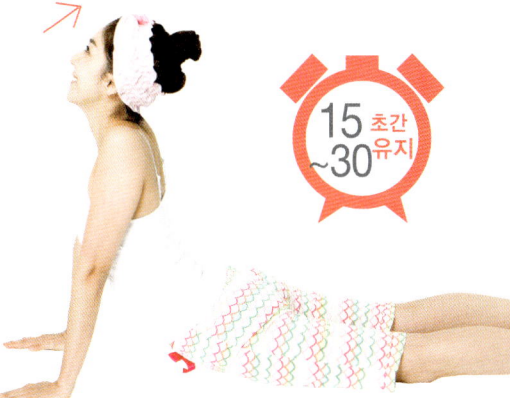

15~30초간 유지

3. 시선은 턱을 들어 올려 약간 위를 바라본다. 엉덩이에 힘을 주어 자세를 잡아준다. 이 자세를 15~30초간 유지한 다음 다시 천천히 팔꿈치를 구부리면서 내려온다. 3회 반복해준다.

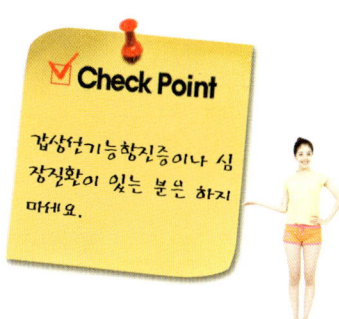

Check Point

갑상선기능항진증이나 심장질환이 있는 분은 하지 마세요.

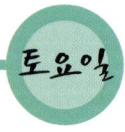

상체들어 뒤 보기

척추를 회전시켜서 소화불량을 해소하는 데 좋다.

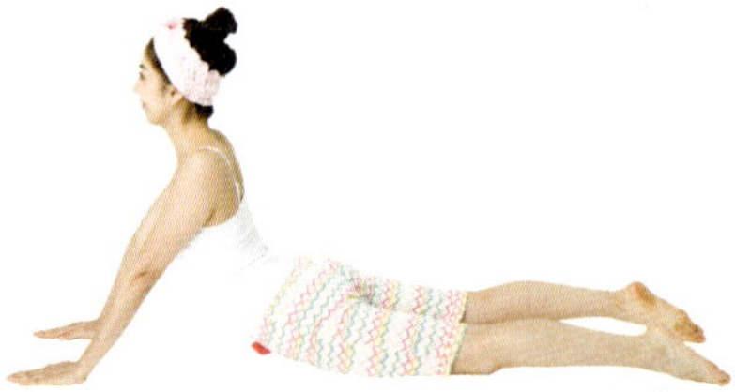

1 상체를 들어 올린 자세를 그대로 유지한다.

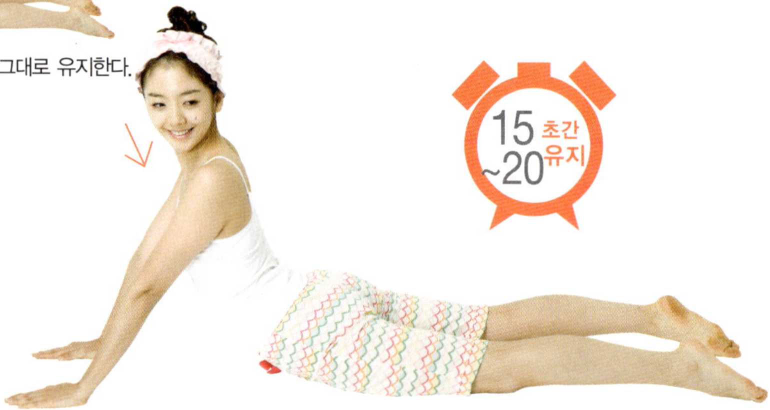

2 코로 숨을 들이마셨다가 입으로 내쉬면서 천천히 상체와 고개를 왼쪽으로 돌려 왼쪽 발뒤꿈치를 바라본다. 이 자세를 15~20초간 유지하고, 다시 숨을 들이마시면서 천천히 몸과 얼굴을 돌려 정면을 바라본다. 방향을 바꾸어 5회 반복한다.

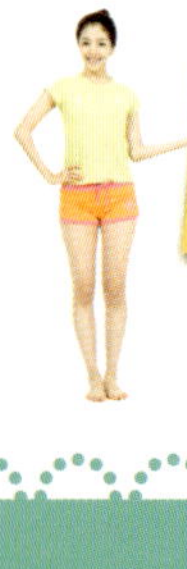

15~20초간 유지

Check Point
올바른 동작을 위해 허리에 힘을 한번 꽉 줘볼까요? 그러면 자세가 비틀어지지 않고 허리에도 무리가 가지 않는답니다.

NG 고개를 과도하게 돌려 허리가 뒤틀리지 않도록 주의한다.

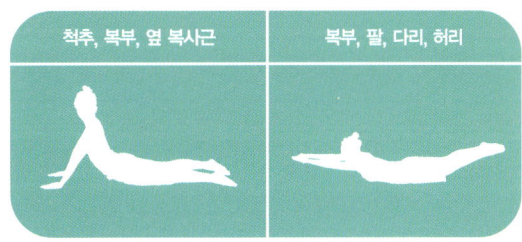

예쁜 엉덩이 만들기

슈퍼맨 동작을 하면 척추세움근이 강해지고 힙 업 효과가 덤으로 따라온다.

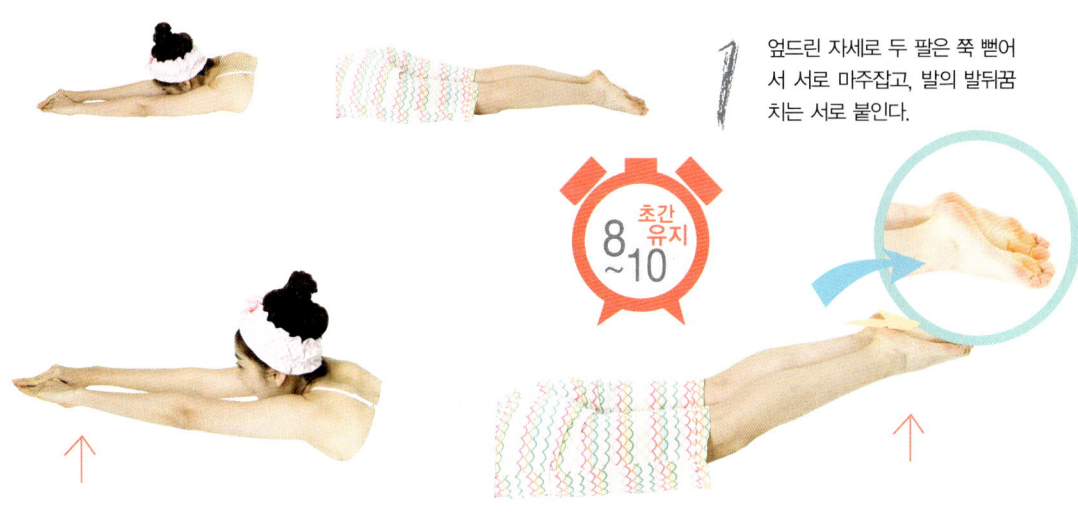

1. 엎드린 자세로 두 팔은 쭉 뻗어서 서로 마주잡고, 발의 발뒤꿈치는 서로 붙인다.

8~10초간 유지

2. 숨을 들이마시면서 몸을 쭉 펴서 상체와 하체를 동시에 위로 들어올린다. 이때 배만 바닥에 닿게 하자. 이 동작을 8~10초 정도 유지하는 동안 발뒤꿈치가 떨어지지 않도록 힘을 준다. 숨을 내쉬면서 천천히 상체와 하체를 동시에 내려놓는다. 3회 반복해준다.

NG 어깨에 힘이 잔뜩 들어가면 자세가 잘 나오지 않으니 적당히 힘을 빼자.

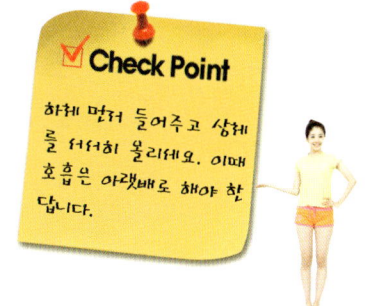

Check Point
하체 먼저 들어주고 상체를 서서히 올리세요. 이때 호흡은 아랫배로 해야 한답니다.

Let's Break~!

거친 피부엔 비싼 화장품도 무용지물!

피부 건강의 첫 단계, 뷰티습관부터 점검하세요

같은 화장품을 사용한 두 친구의 피부상태는 왜 다를까? 원래 타고난 것도 있지만 평소의 조그만 생활 습관 같은 후천적인 요인이 피부건강을 결정하기 때문이다. 이제 비싸기만 한 화장품에 솔깃하기보다 피부에 대한 기초관리부터 바로세울 때다. 습관만 고쳐도 보드라운 피부에, 주머니 절약은 덤으로 따라올 것이다.

Trouble 1. 365일 역시 샤워는 뜨끈뜨끈한 물이 제격이라고 생각하시나요?

무더위가 기승을 부리는 한여름만 아니라면 따뜻한 물로 목욕을 하는 것이 일반적이다. 목욕 후의 개운하면서도 나른한 그 느낌이 좋아 일부러 데일 듯 뜨거운 물속에 들어가 앉아 있기도 한다. 하지만 물 온도가 40도를 넘어서면 피부와 모발을 감싸고 있는 천연 기름막이 씻겨나간다. 피부 속 수분양이 감소하고 모발의 단백질도 빠져나가면서 거칠고 푸석해진다.

Trouble 2. 찰랑이는 머릿결을 위해 컨디셔너는 뿌리부터 발라주나요?

뿌리에 가까울수록 새로 난 지 얼마 되지 않는 건강한 모발이며 끝으로 갈수록 손상이 큰게 일반적이다. 컨디셔너를 샴푸처럼 뿌리까지 바르거나 과도한 양을 사용한다면 모발 전체가 끈적끈적해져 탈모를 초래할 수도 있다.

Trouble 3. 머리감고 세수하세요, 세수하고 머리 감으시나요?

별것 아닌지 몰라도 세수 하나에도 순서와 때가 있다. 특히 샤워 시에는 샴푸와 컨디셔너를 완벽하게 헹군 후 얼굴을 씻어야 한다. 만약 피부에 이러한 성분이 남아있다면 모공을 막아 여드름이나 트러블을 일으키는 원인이 된다.

Trouble 4. 스킨부터 크림까지 바르는 시간을 재보세요. 화장품을 모두 바르는 데 몇 분 정도 걸리나요?

기초제품을 바를 때에는 성분이 깊숙이 흡수될 수 있도록 1분 정도 여유 있게 기다려 주도록 한다. 만약 그럴 시간이 없다면 파운데이션 등의 메이크업 제품을 바르기 전에 티슈로 얼굴을 살짝 덮어 유분을 흡수시키는 것도 방법이다.

Trouble 5. 테스터 제품을 직접 얼굴에 발라보나요?

테스터 제품은 가능한 얼굴에 직접 사용하지 않는다. 부득이하게 이용해야 할 때에는 일회용 면봉을 이용하라. 립스틱이나 립글로스는 테스터 후 바로 닦아내고 스킨케어 제품들은 손등에 덜어 테스트한다.

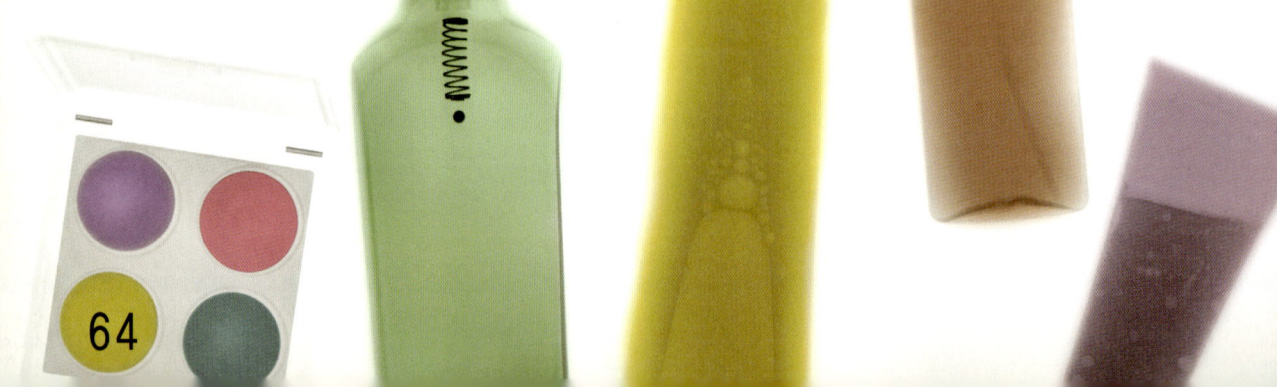

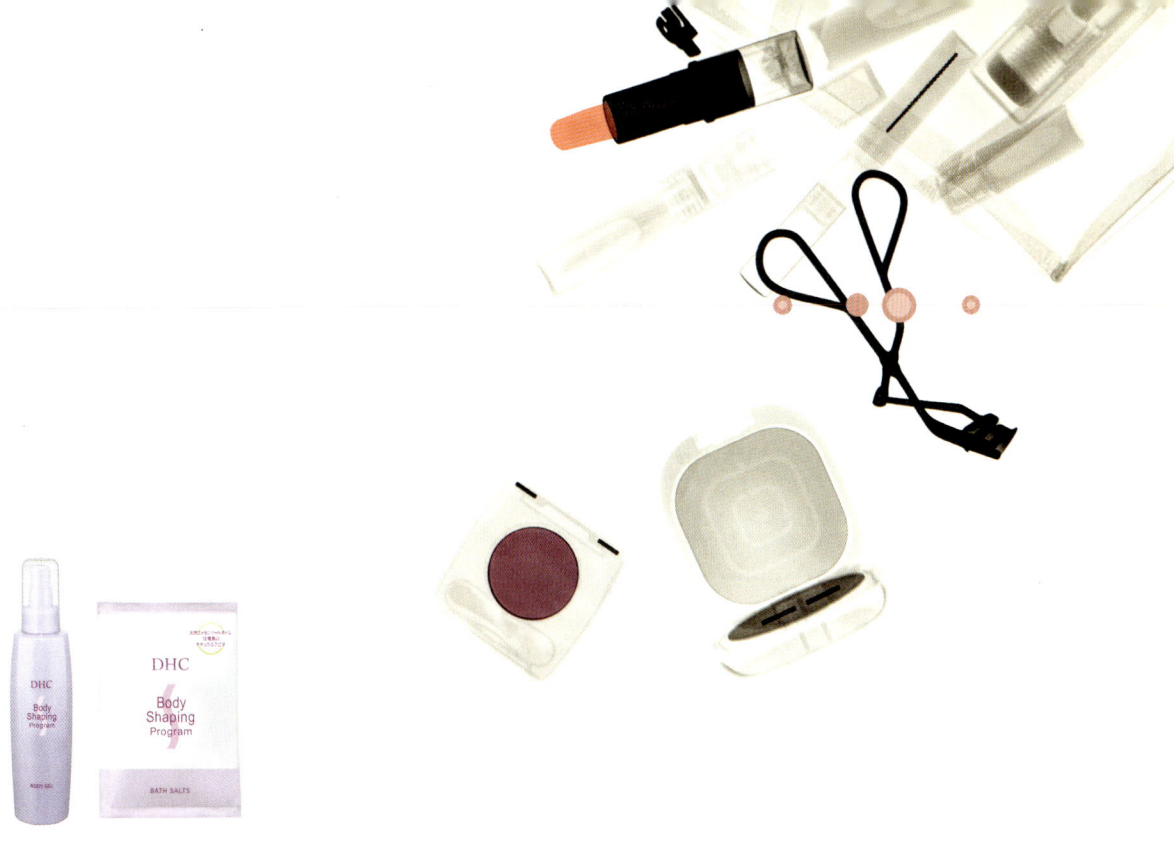

Trouble 6. 화장대에 다이어트가 필요하시나요?
고가의 화장품, 혹시 효과보다는 화려한 겉포장과 럭셔리한 광고를 사고 있는 건 아닌가. 사실 좋은 피부를 만들기 위해서 이런 모든 제품을 완벽하게 갖춰 놓아야할 필요는 없다. 자기에게 꼭 맞는 제품이 아닐 수 있고 생각하지 못한 화학반응이 일어나 효과가 떨어질 수 있기 때문이다. 차라리 올바른 사용법을 익혀 흡수율을 높이도록 한다.

Trouble 7. 거품의 양을 보고 클렌징 폼을 고르나요?
폼클린징의 경우, 거품이 풍성하게 나는 제품이 '더 깨끗하게 씻어줄 것' 이라고 기대하기 마련인데, 거품이 많이 난다는 것은 라우릴 황산나트륨(lauryl sulfate)과 같이 피부에 자극을 주는 세정제를 많이 함유하고 있다는 의미이기도 하다. 건성피부인 사람이라면 클린징 오일을 사용하여 자연적인 피부 보호층에 손상을 주지 않을 수 있다.

Trouble 8. 아무것도 바르지 않는 것을 더 좋아하나요?
한때 일본에서는 일주일에 2~3일 화장품을 바르지 않는 '피부금식' 이 유행이었다. 하지만 언제나 맨 얼굴을 유지하는 건 그리 바람직하지 않다. 달리는 자동차의 배기가스, 잘못 사용된 외용약품, 날아다니는 꽃가루나 먼지 등으로 피부는 손상을 받게 된다. 따라서 자기 피부 타입에 맞는 보조 화장품을 활용해서 적절하게 사용하며 언제나 자외선 차단제는 잊지 않도록 한다.

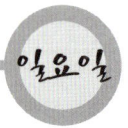
일요일 한 주의 시작을 위해 원기를 되살리는 파자마 다이어트

어깨, 팔 군살 빼기

어깨, 등, 팔의 혈액순환을 도와 군살을 제거하고 탄력을 준다.

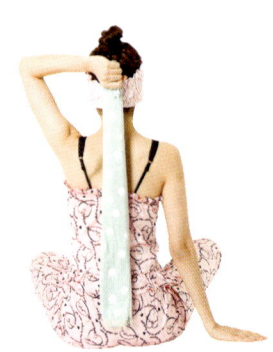

1 침대에 앉은 상태에서 한 손으로 타월을 잡고 머리 뒤쪽에 놓는다.

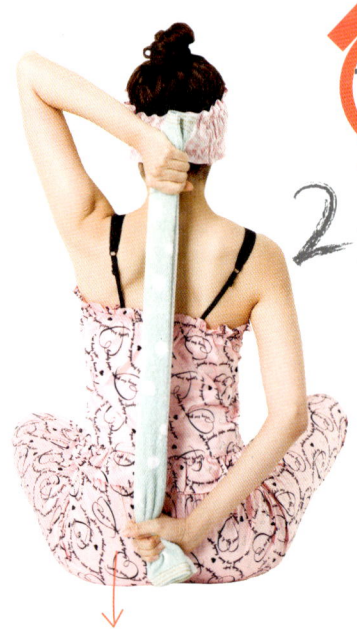

15초간 유지

2 이 상태에서 다른 한 손은 허리 뒤쪽으로 내려와 있는 타월을 잡고 밑으로 15초간 쭉 잡아당겨준다.

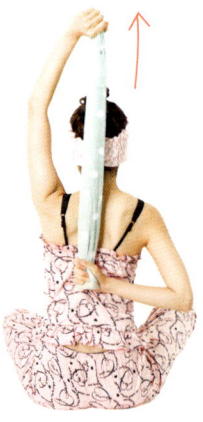

3 다시 머리 쪽에 있는 타월을 잡아당겨 15초간 유지한다. 이 모두를 3회 실시한다.

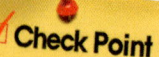

Check Point
수건을 잡을 때 스트레칭 감이 충분히 느껴지도록 적절한 폭으로 수건을 잡으세요.

Advance - 고급 동작
등 뒤에서 손을 마주 잡기가 가능하면 굳이 수건을 사용하지 않아도 된다.

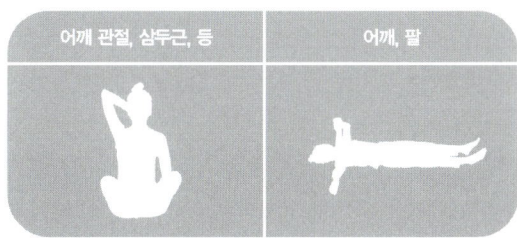

건강한 어깨 관절 만들기

어깨관절염 예방에 효과가 좋으며 어깨근육의 혈액순환을 도와준다.

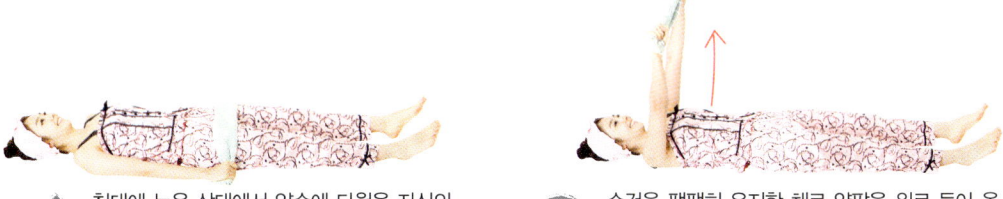

1 침대에 누운 상태에서 양손에 타월을 자신의 어깨너비만큼 잡는다.

2 수건을 팽팽히 유지한 채로 양팔을 위로 들어 올린다. 이때 어깨가 앞쪽으로 빠지지 않게 등과 수평을 유지해준다.

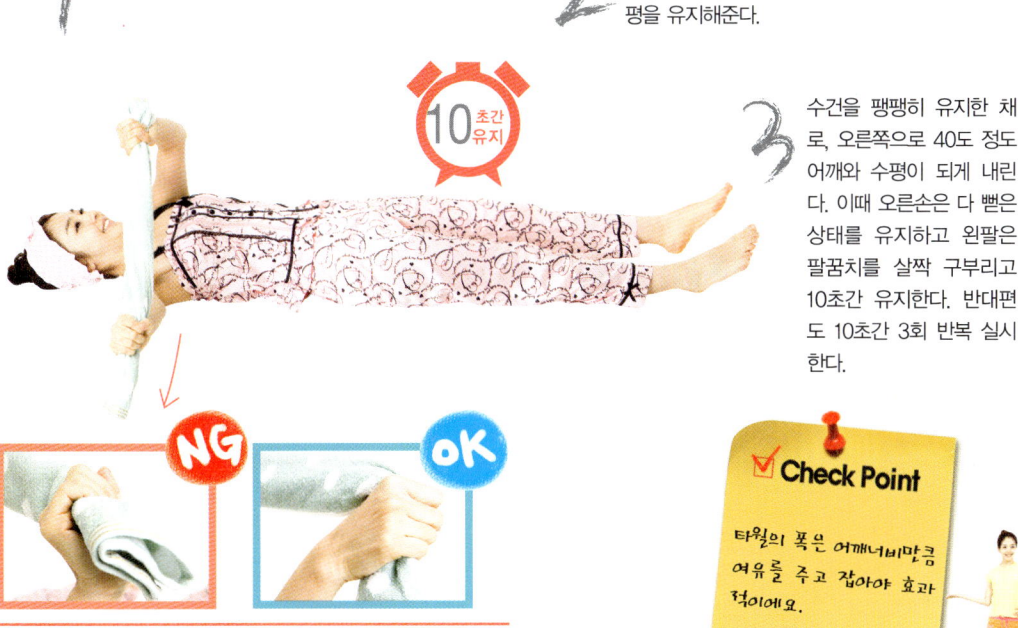

3 수건을 팽팽히 유지한 채로, 오른쪽으로 40도 정도 어깨와 수평이 되게 내린다. 이때 오른손은 다 뻗은 상태를 유지하고 왼팔은 팔꿈치를 살짝 구부리고 10초간 유지한다. 반대편도 10초간 3회 반복 실시한다.

수건을 잡은 손목을 과도하게 꺾지 않도록 한다.

Check Point

타월의 폭은 어깨너비만큼 여유를 주고 잡아야 효과적이에요.

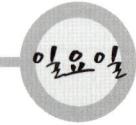

등 라인 살리기

목 뒤쪽과 등 근육을 당겨주면 척추부 간격이 늘어나 척수액의 순환이 활발해진다. 자세교정에 도움을 주고, 집중력 향상 및 피로 해소에도 효과가 있다.

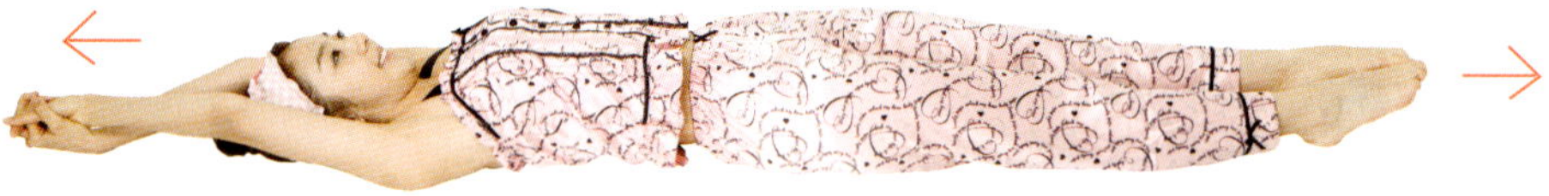

1 침대에 누운 상태로 양손을 교차시켜 깍지를 낀 다음 숨을 들이마시면서 머리 위로 뻗어준다. 10초간 유지해준다.

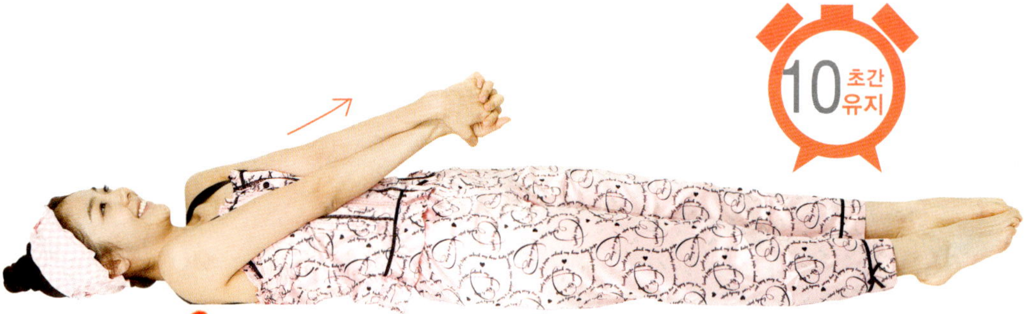

10초간 유지

2 교차시킨 팔을 아래로 내리면서 쭉 뻗어준다. 이 동작을 3회 실시한다.

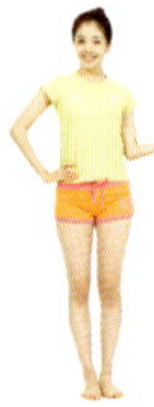

Check Point
팔꿈치가 구부러지지 않게 최대한 머리 뒤로 붙여야 해요.

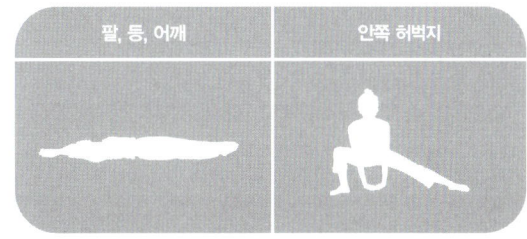

허벅지, 힙 라인 살리기

허벅지부터 힙까지 연결되는 선을 아름답게 만들어주는 동작이다.

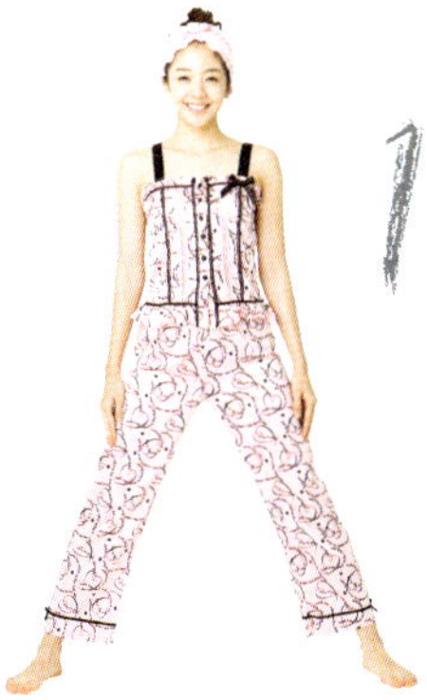

1. 양발을 좌우로 벌린 상태로 정면을 보고 선다.

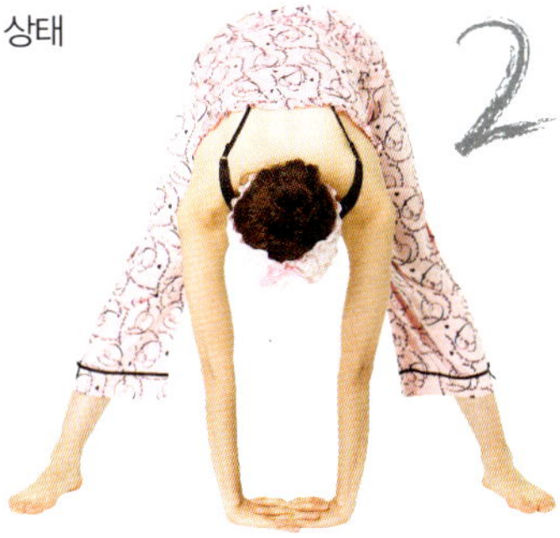

2. 그 상태에서 깍지를 끼고 상체를 숙여 바닥을 짚는다.

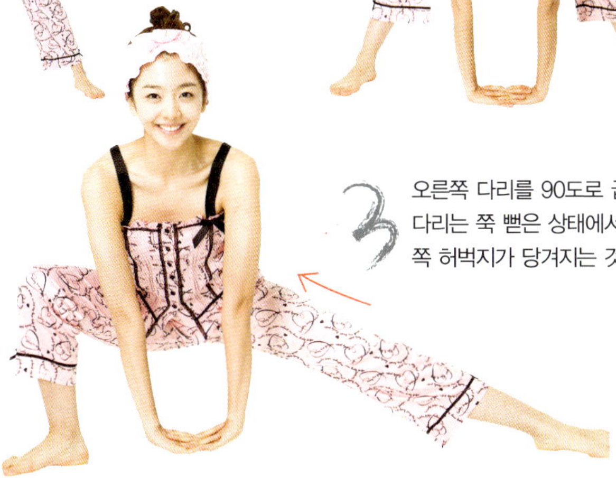

3. 오른쪽 다리를 90도로 굽히고 왼쪽 다리는 쭉 뻗은 상태에서 왼쪽의 안쪽 허벅지가 당겨지는 것을 느낀다.

Check Point
안쪽 허벅지가 많이 아프지 않을 정도까지만 구부리세요.

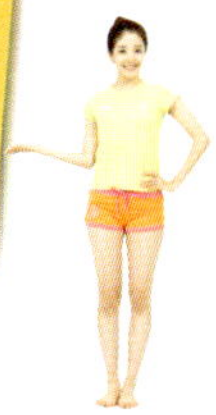

NG 심하게 무릎을 구부려 무릎이 발끝을 넘어가게 되면 NG! 무릎이 발끝을 넘어가선 안 된다.

Let's Break~!

우리 삶에 때론 '보약', 때론 '골칫덩이'

현대인 쾌면 생활 백서

사람은 하루 중 3분의1을 잠자는 데 쓴다. 그러나 대다수는 자신이 어떻게 자는지, 어떻게 하면 숙면을 취할 수 있는지에 무신경하다. 수면전문가들은 건강하고 싶으면 먼저 돌봐야할 것이 '수면'이라고 말한다. 잠을 잘 자면 생활에 활력이 생길 뿐 아니라, 고혈압·심장병 등 각종 생활습관병의 위험이 줄어든다. 또한 얼굴이 예뻐지고 다이어트에 도움이 된다. 수면에 관한 소소한 궁금증들을 풀어보았다.

깊은 수면과 얕은 수면?

잠에는 '깊은 잠'과 '얕은 잠'이 있다. 흔히 렘수면이라고 부르는 것이 얕은 잠, '비렘수면'이라고 부르는 것이 깊은 잠이다. 렘수면(Rapid Eye Movement)은 눈동자가 빨리 움직이는 수면이다. 렘수면 중에는 눈을 감고 있는데도 눈동자가 이리저리 움직인다. 렘수면은 '꿈수면'이라고도 한다. 렘수면일 때에는 활동할 때와 비슷한 정도로 뇌가 많이 움직여 꿈을 많이 꾸기 때문이다. 비렘수면일 때에는 뇌파가 안정되며 성장호르몬이 대량으로 분비된다. 보통 성인은 수면시간의 70~75%가 비렘수면, 20~25%가 렘수면이다. 비렘수면이 길고 렘수면이 이보다 짧을수록 수면의 질이 좋다.

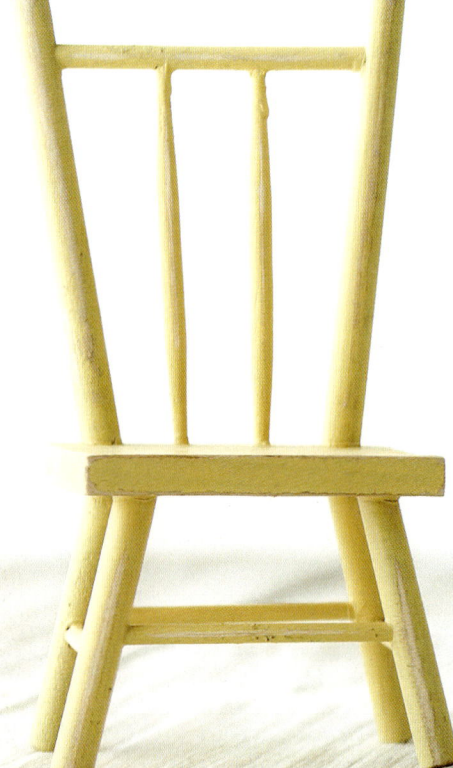

〈쾌면 체크 리스트〉

자신의 수면상태는 어떤가? 수면에 관한 궁금증을 풀어보기 전에 자신의 수면상태는 어떤지 먼저 체크해보자. 수면에 만족하는 사람은 물론, 만족하지 않는 사람도 자신이 어떤 수면 습관을 갖고 있는지 아는 것이 중요하다.

01 현재 걱정거리가 있다. O X
02 꼼꼼하고 신경질적이다. O X
03 쉽게 잠들지 못한다. O X
04 잠을 자도 피곤이 풀리지 않는다. O X
05 취침시간이 불규칙하다. O X
06 주말에는 정오까지 늦잠을 잘 때가 있다. O X
07 담배를 피운다. O X
08 기상시간이 일정하지 않다. O X
09 거칠어진 피부가 신경 쓰인다. O X
10 낮부터 초저녁 시간대에 졸음이 쏟아진다. O X
11 아침에 일어나기 힘들다. O X
12 밤중에 여러 번 잠이 깬다. O X
13 베개를 바꾸면 잠이 안 온다. O X

14 하루에 2시간 이상 낮잠을 잔다. O X
15 평소에 운동 부족이다. O X
16 매일 저녁식사 때 술을 마신다. O X
17 커피를 많이 마시는 편이다. O X
18 저녁식사 시간이 늦다. O X
19 늘 뜨거운 물에 목욕한다. O X
20 밤을 새우거나 새벽에 귀가할 때가 자주 있다. O X

〈결과 분석〉

Yes가 0~3개 질 높은 수면을 취하고 있다. 현재의 수면습관을 유지하자.

Yes가 4~6개 수면에 문제가 있을지 모른다. 수면습관을 확인해보자.

Yes가 7~10개 수면에 노란색 위험신호가 켜져 있는 상태. 수면의 질이 떨어져 쉽게 피곤하고 짜증날 때가 많다.

Yes가 11~14개 노란색 위험신호가 심하게 깜빡거리는 상태. 상당한 피로와 스트레스로 괴로운 상태다.

Yes가 15개 이상 수면습관에 이미 빨간색 경고등이 켜진 상태. 지금 당장 수면습관을 개선해야 한다.

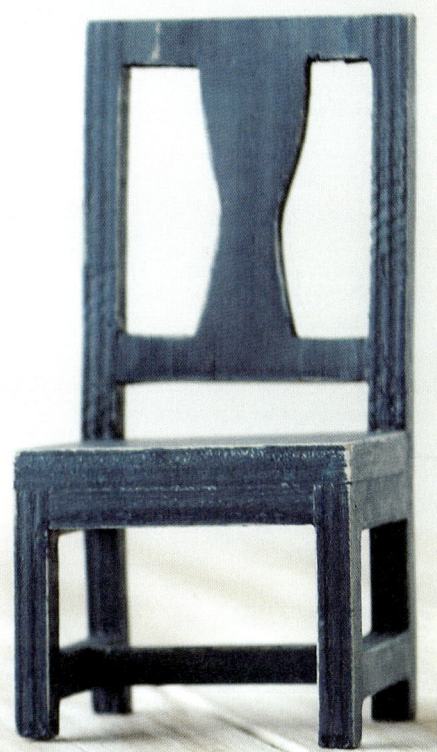

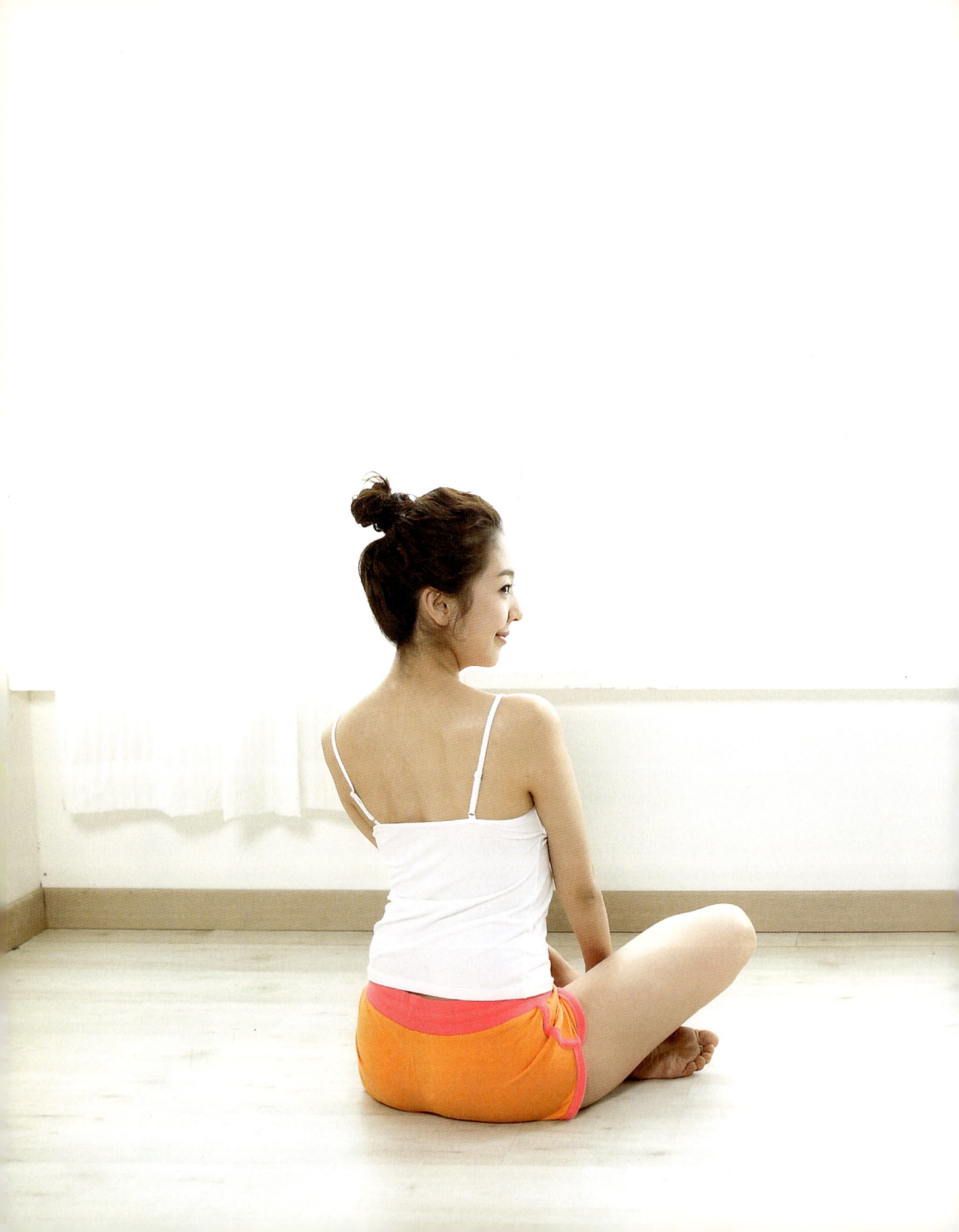

03

내 몸을 살리는
파자마 다이어트

우리 몸은 하루하루가 다르죠. 나에게 필요한 동작을 알아보고 그 효과를 얻을 수 있는 파자마 다이어트도 알아봐요

디톡스 스트레칭

뭉친 어깨 풀기

어깨를 뒤로 젖힘으로써 어깨의 이완을 돕고 굳은 어깨를 풀어준다.

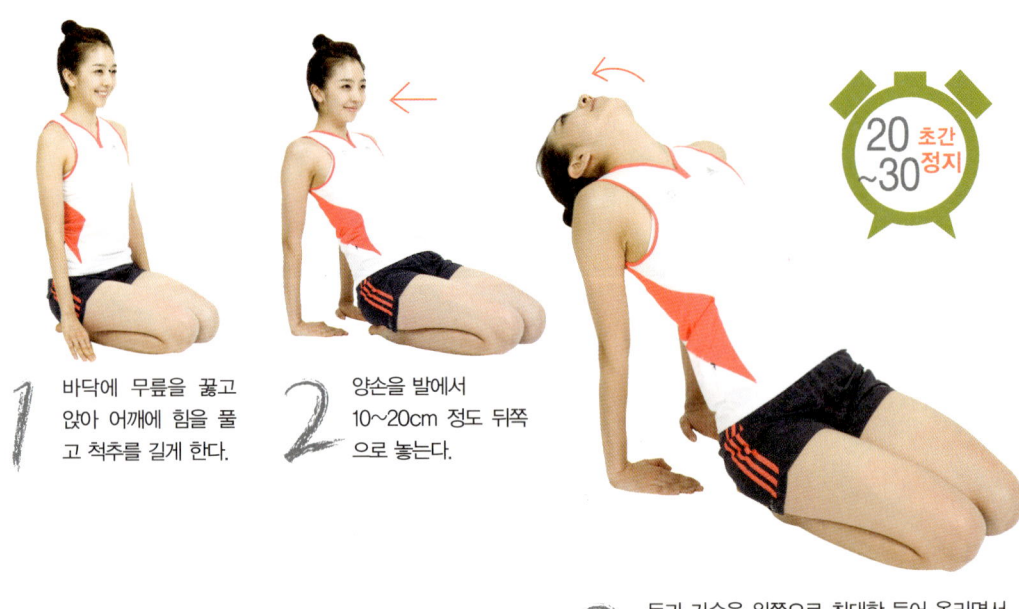

1. 바닥에 무릎을 꿇고 앉아 어깨에 힘을 풀고 척추를 길게 한다.

2. 양손을 발에서 10~20cm 정도 뒤쪽으로 놓는다.

3. 등과 가슴을 위쪽으로 최대한 들어 올리면서 고개를 뒤로 젖힌다. 그 자세로 20~30초 정지한다. 2회 실시한다.

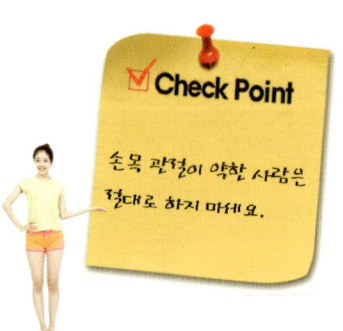

Check Point
손목 관절이 약한 사람은 절대로 하지 마세요.

어깨관절에 긴장을 풀고 힘을 주지 않도록 한다.

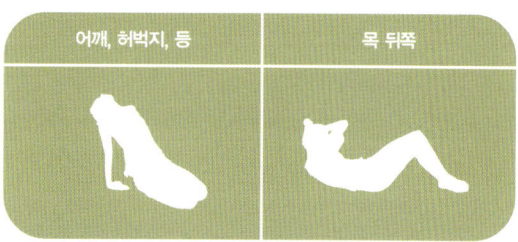

뻣뻣한 목 풀기

경추 즉, 목과 어깨 부위를 자극해 뇌로 전달되는 산소와 혈액공급을 원활하게 한다.

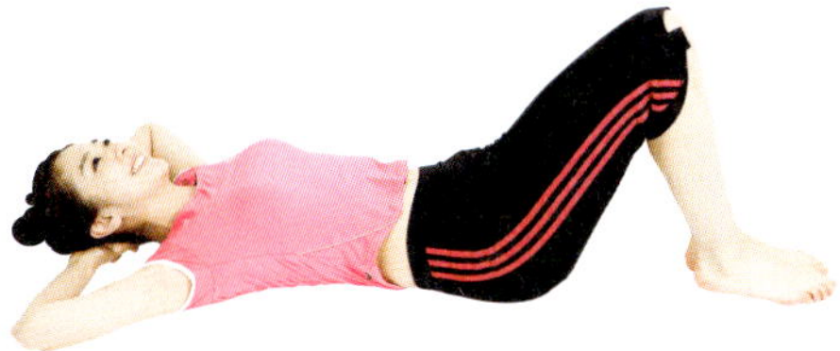

1. 천장을 바라보고 누운 채로 깍지를 끼어 귀 높이 정도의 머리 뒤에 댄다.

10초간 유지

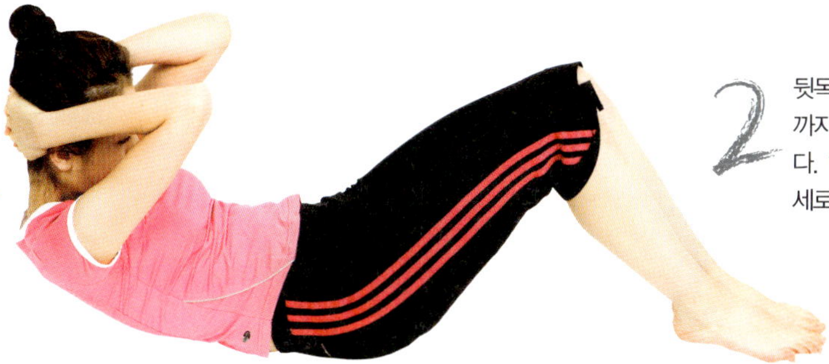

2. 뒷목에 가벼운 스트레칭감이 느껴질 때까지 천천히 머리를 앞쪽으로 잡아당긴다. 10초간 지속한 다음 천천히 처음 자세로 돌아온다. 4회 반복한다.

Check Point
척추 윗부분과 목을 푼다는 생각으로 천천히 아프지 않게 당기세요.

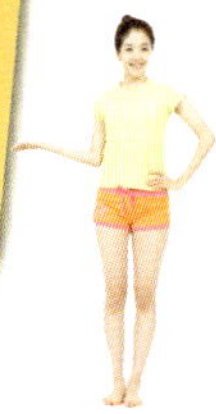

NG 허리에 힘을 주면서 상체를 들어 올리는 것이 아니다. 허리, 등, 엉덩이부분은 바닥에 닿아있어야 한다.

> 디톡스 스트레칭

아픈 골반 통증 없애기

엉덩이 근육의 탄력을 높여주고 골반을 보호하는 효과가 있다.

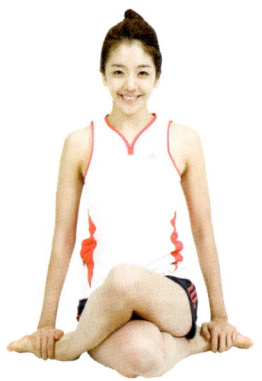

1. 편안하게 앉은 자세에서 양쪽 다리를 몸 쪽으로 당겨 다이아몬드 자세를 취한다. 왼쪽 다리를 구부려 오른쪽 다리 위에 교차시킨 다음 양 발바닥을 양손으로 살짝 누른다.

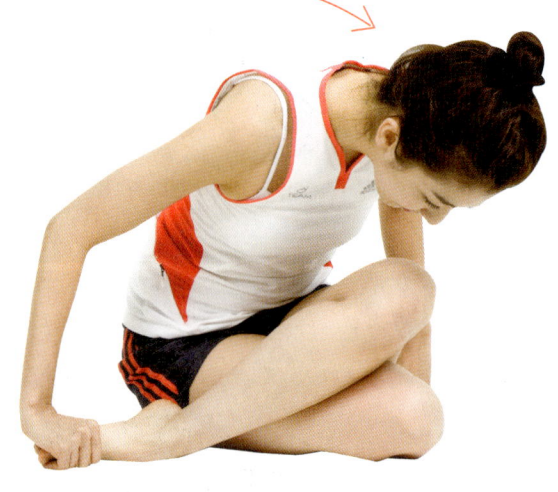

2. 양쪽 발바닥을 잡은 상태에서 허리를 펴고 서서히 다리 쪽으로 몸을 숙인다. 이때 팔은 직각에 가깝게 되는 게 좋다. 다시 서서히 몸을 세워 첫 자세를 취해 굽은 척추를 교정하고 골반을 조인다.

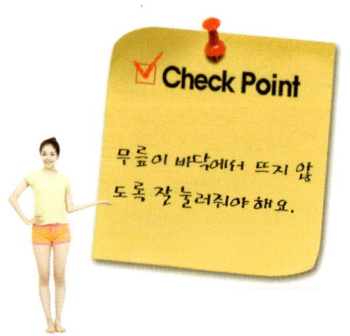

Check Point
무릎이 바닥에서 뜨지 않도록 잘 눌러줘야 해요.

 등을 구부리지 않고 엉덩이에서부터 구부린다.

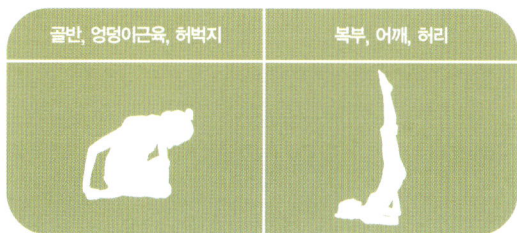

온몸 부기 빼기

턱을 향해 가슴을 압박하는 자세로 이 자세를 하면 갑상선을 자극하고, 순환계, 소화계, 생식기계, 신경계, 내분비계의 균형을 잡아준다. 또 하반신으로 쏠리는 기혈을 풀어주고 뇌의 혈류를 증가시키며 자궁 쪽으로 혈액을 원활히 돌게 한다. 처진 엉덩이와 내부 장기의 압박을 풀어주는 자세이다.

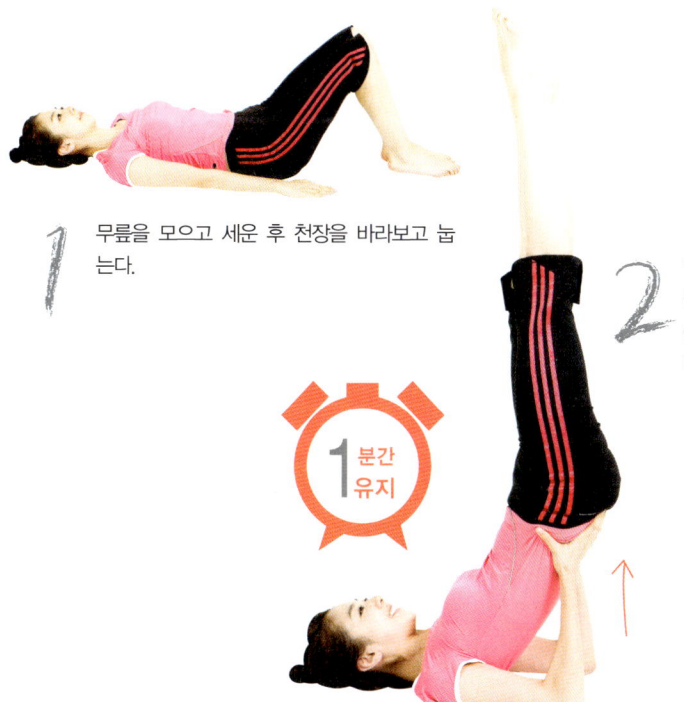

1 무릎을 모으고 세운 후 천장을 바라보고 눕는다.

2 양손으로 허리를 받치고 두 발을 천천히 하늘로 뻗는다. 1~2분 정도 유지한다. 숨을 들이마시고 내쉬면서 천천히 척추를 내려 처음 자세로 돌아온다. 2회 반복한다.

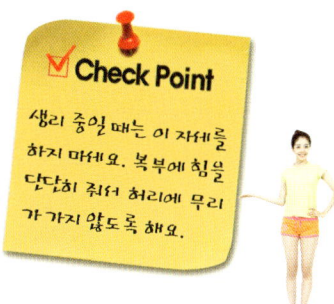

Check Point

생리 중일 때는 이 자세를 하지 마세요. 복부에 힘을 단단히 줘서 허리에 무리가 가지 않도록 해요.

> 디톡스 스트레칭

더부룩한 속 달래기

가슴과 복부를 쭉 펴주는 자세로 척추 주변근육을 이완해 내부 장기를 자극해주는 효과가 있다.

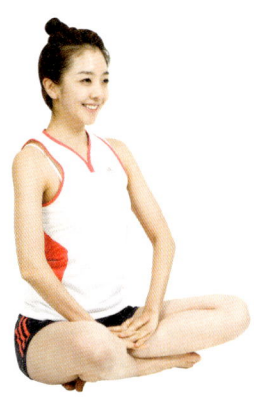

1 양반 다리를 하고 편히 앉는다.

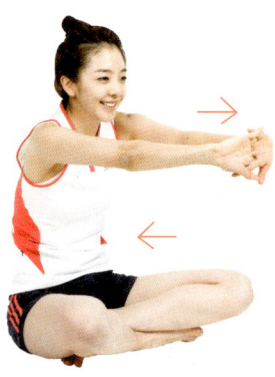

2 깍지 낀 손을 가슴 앞으로 힘주어 밀면서 고개는 내밀고, 등을 동그랗게 뒤로 민다.

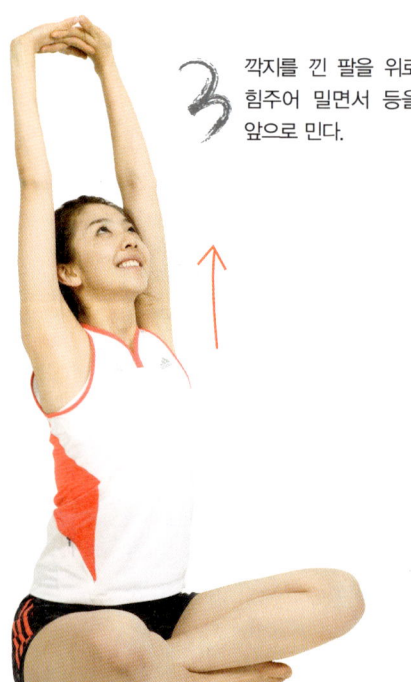

3 깍지를 낀 팔을 위로 힘주어 밀면서 등을 앞으로 민다.

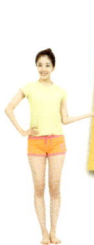

✓ **Check Point**
팔꿈치를 최대한 펴주며 시선은 하늘을 바라보며, 최대한 허리를 늘려준다는 느낌으로 하세요.

 머리나 어깨부분을 앞으로 구부리지 않도록 한다.

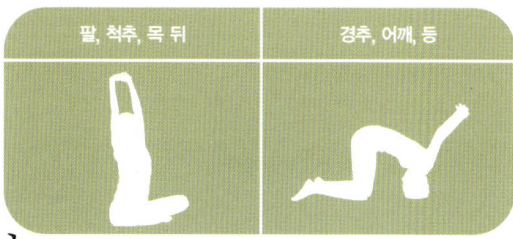

지끈지끈 아픈 머리 달래기

목의 경추부분을 자극하여 뇌로 가는 혈액순환을 원활히 해서 두통에 좋다.

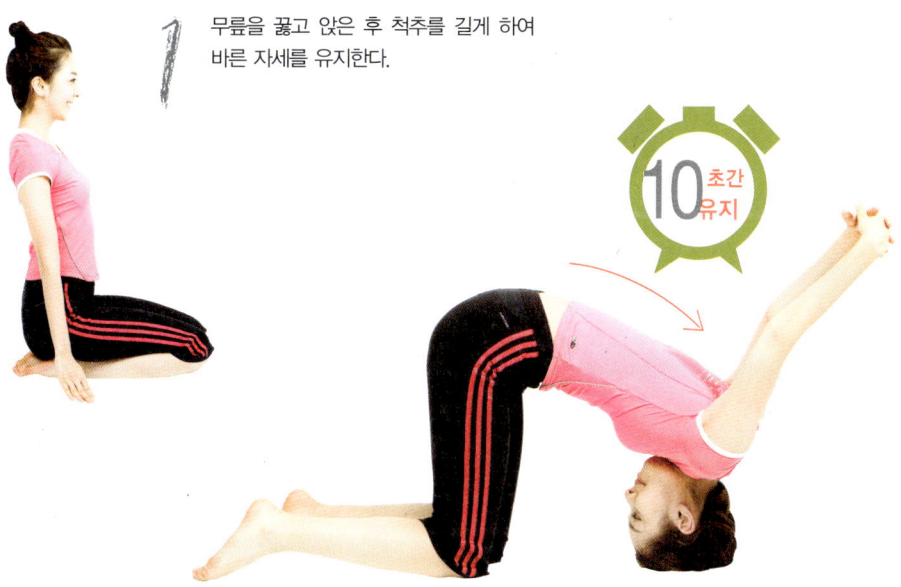

1 무릎을 꿇고 앉은 후 척추를 길게 하여 바른 자세를 유지한다.

2 숨을 들이마시고 내쉬면서 상체를 숙여 무릎 앞쪽으로 이마를 놓는다. 10초간 호흡을 유지한 후 천천히 엉덩이를 들어 올려 정수리를 자극한다. 이때 양팔을 깍지 끼고 뒤로 젖혀준다. 이 자세에서 약 10초간 유지하고 다시 처음 자세로 돌아온다. 2회 실시한다.

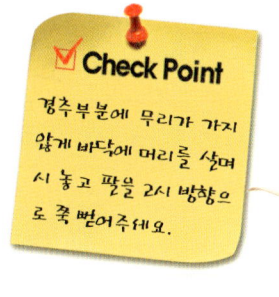

✓ Check Point

경추부분에 무리가 가지 않게 바닥에 머리를 살며시 놓고 팔을 2시 방향으로 쭉 뻗어주세요.

디톡스 스트레칭

굳은 등 피로 풀기

온몸을 이완시키는 동작으로 하체 및 척추의 혈액순환을 돕는다.

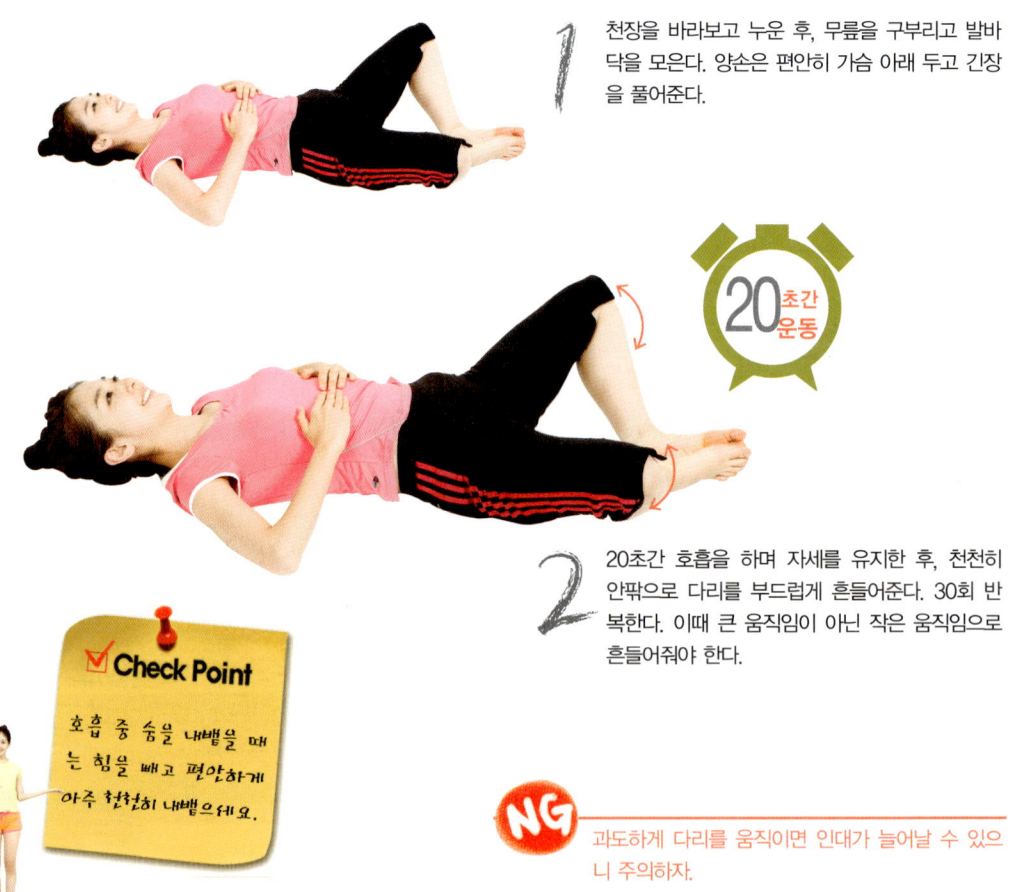

1. 천장을 바라보고 누운 후, 무릎을 구부리고 발바닥을 모은다. 양손은 편안히 가슴 아래 두고 긴장을 풀어준다.

2. 20초간 호흡을 하며 자세를 유지한 후, 천천히 안팎으로 다리를 부드럽게 흔들어준다. 30회 반복한다. 이때 큰 움직임이 아닌 작은 움직임으로 흔들어줘야 한다.

Check Point
호흡 중 숨을 내뱉을 때는 힘을 빼고 편안하게 아주 천천히 내뱉으세요.

NG 과도하게 다리를 움직이면 인대가 늘어날 수 있으니 주의하자.

등, 안쪽 허벅지	발목, 발끝

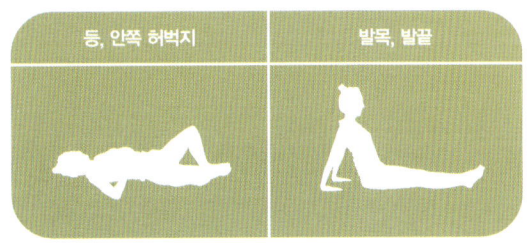

쑤시는 발목, 무릎 풀기

발을 자극해 하체의 혈액순환을 원활하게 한다.

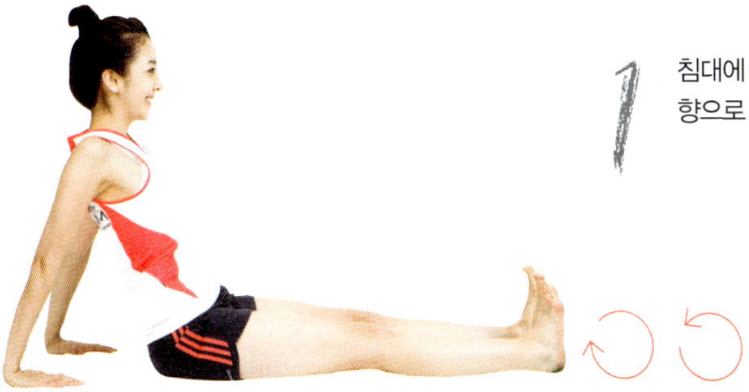

1 침대에 앉은 상태로 발목을 시계방향과 반시계방향으로 돌려준다.

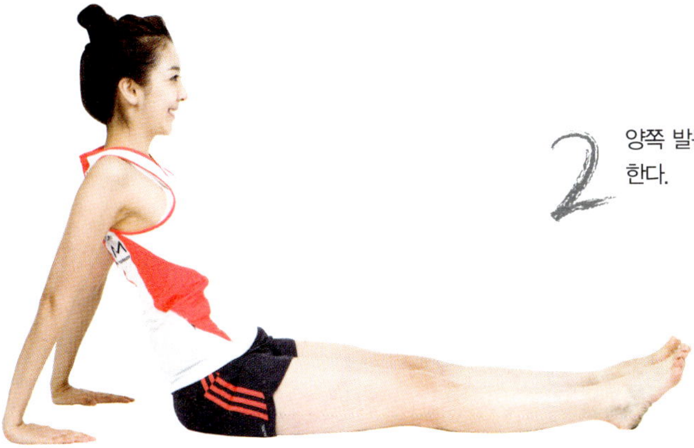

2 양쪽 발목을 서로 맞부딪히기를 100번 이상 실시한다.

Check Point

발끝을 최대한 바깥으로 돌려주고, 뒤꿈치는 절대 바닥에서 떨어지지 않게 하세요.

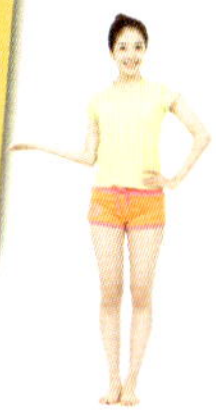

디톡스 스트레칭

생리통 없애기

골반의 위치를 바로잡아 생리통을 막아준다.

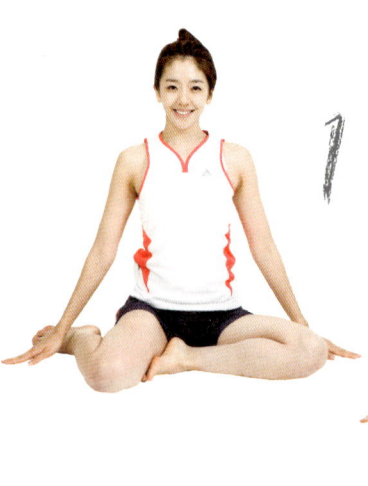

1. 오른쪽 다리는 바깥쪽으로, 왼쪽 다리는 안쪽으로 접어서 앉는다.

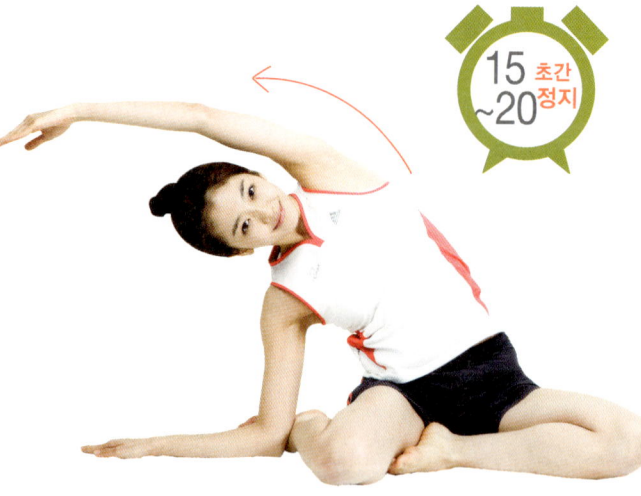

15~20초간 정지

2. 오른손은 바닥을 짚고 왼손은 쭉 뻗어주면서 허리를 구부린다. 숨을 들이마시고 내쉬면서 왼쪽 팔의 위치를 귀 쪽으로 붙이며 15~20초간 동작을 유지한 후 돌아온다. 반대방향도 3회 반복한다.

✓ Check Point
엉덩이부터 등까지 척추 부분이 구부러지지 않도록 일직선을 유지하며 스트레칭을 해야 해요.

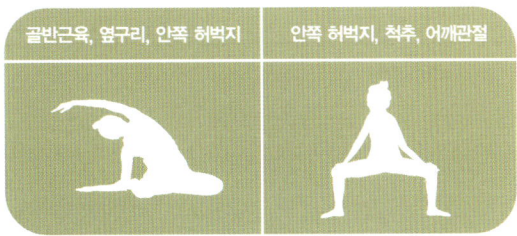

온몸에 활기 넣기

어깨와 척추, 안쪽 허벅지까지 고르게 당겨져 전신의 혈액순환을 돕고 온몸에 활기를 불어넣어주는 동작이다.

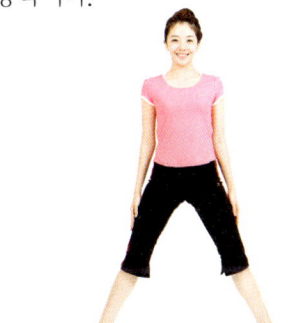

1 다리를 어깨너비보다 넓게 벌리고 서서 무릎을 구부린다.

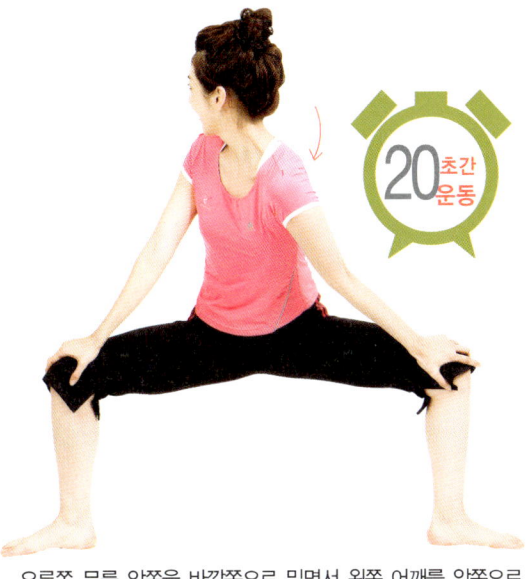

3 오른쪽 무릎 안쪽을 바깥쪽으로 밀면서 왼쪽 어깨를 안쪽으로 밀어 넣는다. 오른쪽 어깨 쪽으로 고개를 돌리고 시선은 오른쪽을 본다. 좌우를 번갈아서 10회 반복한다.

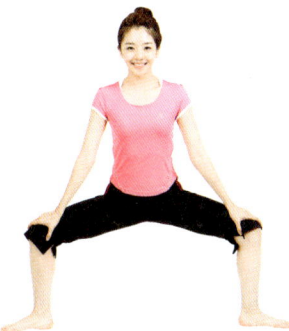

2 두 손은 양 무릎 위에 각각 올리고 상체를 앞으로 약간 숙인 채 시선은 정면을 본다.

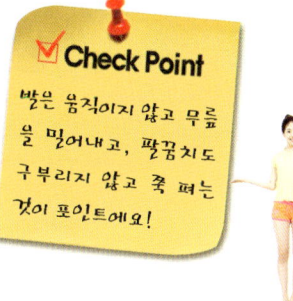

Check Point
발은 움직이지 않고 무릎을 밀어내고, 팔꿈치도 구부리지 않고 쭉 펴는 것이 포인트예요!

> 디톡스 스트레칭

집중력 높이기

뇌로 가는 혈액순환을 원활히 하고, 굳은 어깨를 풀어줌으로써 피로회복에 도움을 준다. 또 좌골신경통을 예방하고 엉덩이와 골반의 유연성을 키워준다.

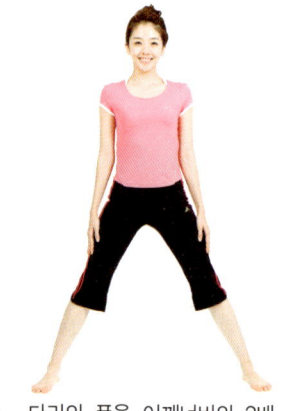

1 다리의 폭을 어깨너비의 2배 반 정도로 벌리고 선다.

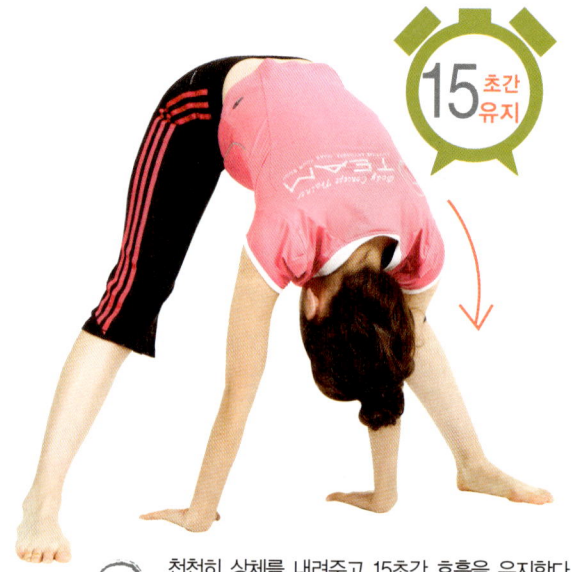

15초간 유지

2 천천히 상체를 내려주고 15초간 호흡을 유지한다. 숨을 들이마시고 내쉬면서 천천히 상체를 들어 올린다.

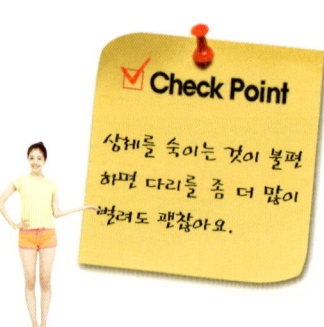

Check Point
상체를 숙이는 것이 불편하면 다리를 좀 더 많이 벌려도 괜찮아요.

 갑자기 상체를 들어 올리면 현기증이 날 수 있으므로, 척추 하나하나를 들어 올린다는 생각으로 천천히 하자.

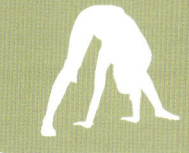
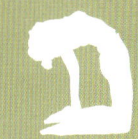

우울한 기분 없애기

가슴이 평소와 반대로 펴지므로 호흡이 깊어지며, 복부에 모여 있는 자율신경을 안정시켜 우울증이 있는 사람에게 효과적이다.

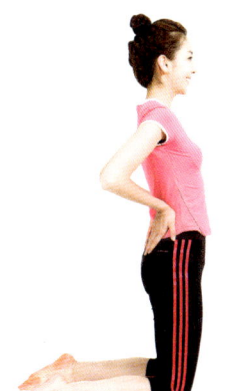

1 무릎으로 서서 양손을 허리에 댄다.

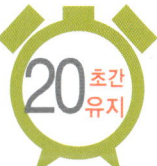

2 숨을 내쉬면서 손을 뒤로 뻗어 각각 같은 방향 발목을 잡는다. 천천히 복부를 앞으로 내밀듯이 상체를 뒤쪽으로 젖히고 20초간 동작과 호흡을 유지한다. 한쪽씩 손을 떼고 천천히 처음 자세로 돌아온다.

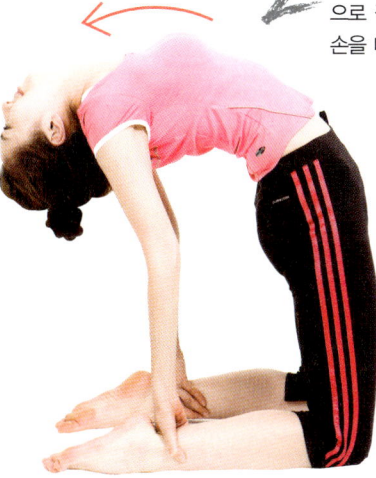

 상체가 너무 뒤로 젖혀져 골반이 무릎 밖으로 넘어가서는 안 된다.

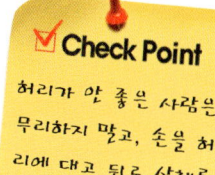

Check Point
허리가 안 좋은 사람은 무리하지 말고, 손을 허리에 대고 뒤로 상체를 살짝 젖히기만 하세요.

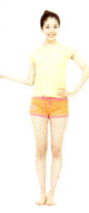

디톡스 스트레칭

무기력증 없애기

간과 비장으로의 기운 순환을 증진시키고 다리와 엉덩이, 아래쪽 척추를 이완시킨다.

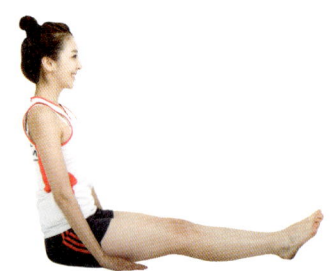

1. 양다리를 바르게 펴서 척추를 곧게 세워 앉는다.

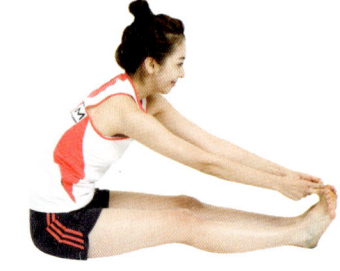

2. 허리를 곧게 펴고 천천히 앞으로 숙여준다.

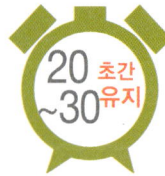
20~30초간 유지

3. 이때 목과 어깨가 지나친 긴장이 되지 않도록 하며 무릎을 곧게 펴준다. 20~30초 정지한다. 3회 반복한다.

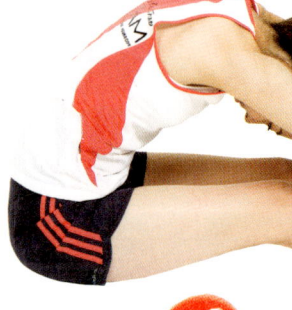

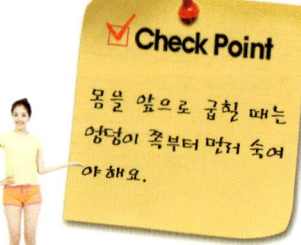

Check Point
몸을 앞으로 굽힐 때는 엉덩이 쪽부터 먼저 숙여야 해요.

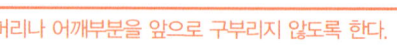
NG 머리나 어깨부분을 앞으로 구부리지 않도록 한다.

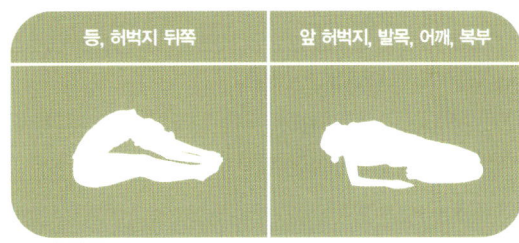

| 등, 허벅지 뒤쪽 | 앞 허벅지, 발목, 어깨, 복부 |

욱신거리는 온몸 풀기

전신의 혈액순환을 원활하게 하고 골반교정 및 확장, 요통치료, 피로 해소에 도움을 준다.

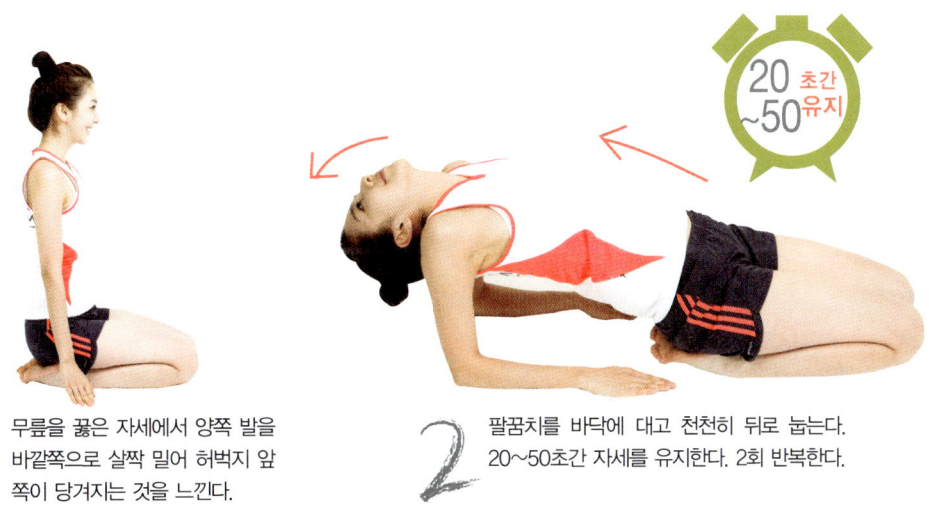

20~50초간 유지

1 무릎을 꿇은 자세에서 양쪽 발을 바깥쪽으로 살짝 밀어 허벅지 앞쪽이 당겨지는 것을 느낀다.

2 팔꿈치를 바닥에 대고 천천히 뒤로 눕는다. 20~50초간 자세를 유지한다. 2회 반복한다.

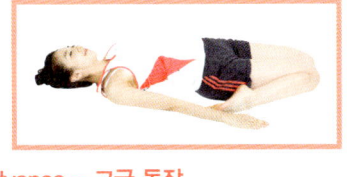

Advance - 고급 동작
조금 더 시원함을 느끼고 싶다면, 등을 바닥에 대고 눕는다.

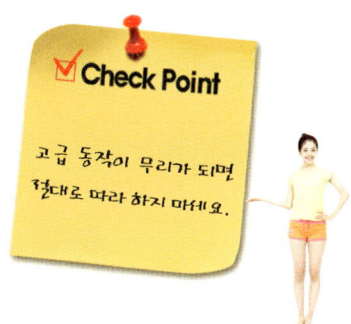

✓ Check Point
고급 동작이 무리가 되면 절대로 따라 하지 마세요.

디톡스 스트레칭

허리 통증 없애기

고관절의 유연성을 증가시키고, 굽은 허리를 펴주는 효과가 있어 요통을 완화하는 데 효과적이다.

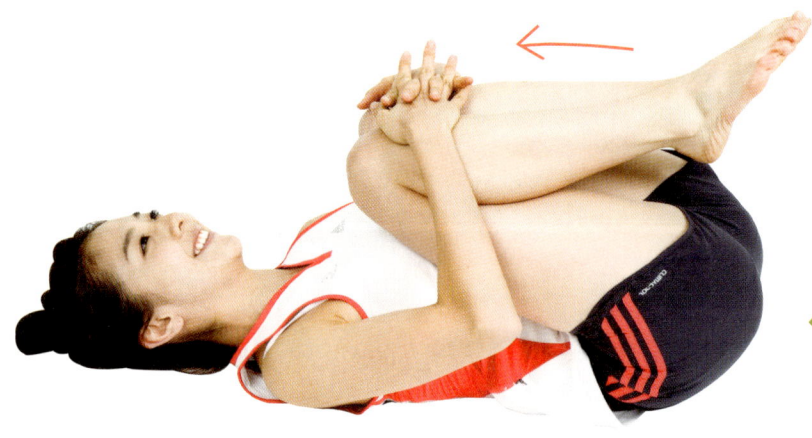

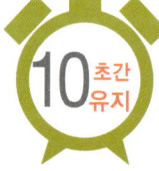
10초간 유지

양손을 깍지 낀 채 무릎을 접어 끌어당겨, 숨을 들이마시고 내쉬면서 10초간 유지한다. 3회 실시한다.

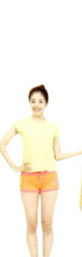

✓ Check Point
무릎을 당길 때 너무 세게 당기지 마세요. 엉덩이 윗부분까지 뜨면 잘못된 자세예요.

 머리나 어깨부분을 앞으로 구부리지 않도록 한다.

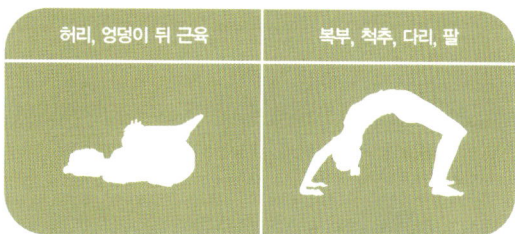

변비 없애기

장과 복부기관을 늘려주어 모든 소화기 복부질환에 효과적이다. 또 척추의 정체된 혈액을 순환시켜 요통을 완화시키고 골반부위를 늘려 생식기 질환을 예방할 수 있다.

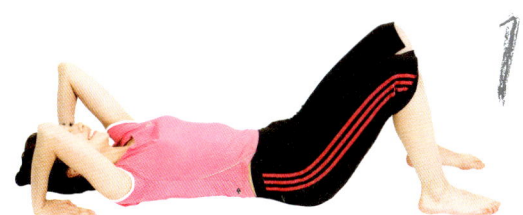

1 등을 대고 누워서 두 무릎을 구부린다. 두 발은 어깨 너비로 벌려 엉덩이 가까이 붙이고, 양손을 어깨너머 머리 쪽에 붙여 바닥을 짚는다.

2 숨을 깊이 들이마신 다음 숨을 내쉴 때 두 팔을 펴고 가슴과 허리를 천천히 올려준다. 완성자세가 되면 호흡을 하며 10~20초간 자세를 유지한다. 시간이 지나면 천천히 원래 자세로 돌아온다.

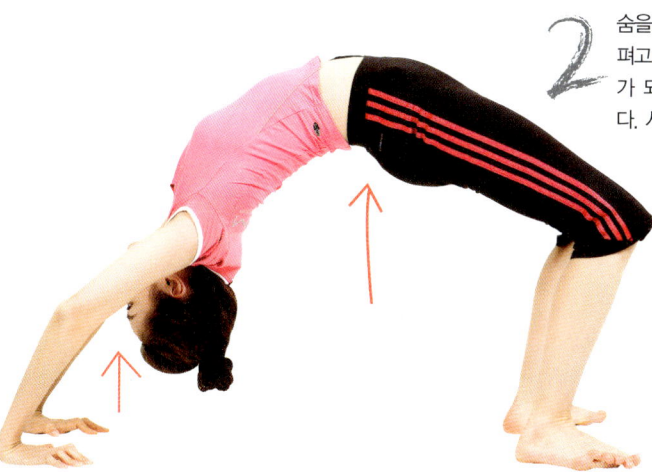

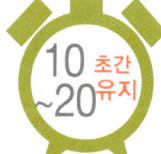

10~20초간 유지

✓ Check Point
너무 지나치게 허리를 들면 몸에 무리가 갈 수 있으니 적당한 만큼 들어 올리세요.

NG 다리와 팔을 너무 넓게 벌리면 지탱하지 못하고 균형을 잃을 수 있다. 그러니 양다리와 양팔의 간격을 비슷하게 둔다.

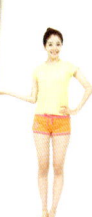

디톡스 스트레칭

피곤한 손발 달래기

자율신경의 움직임이 활발해져 개운한 느낌을 받을 수 있다.

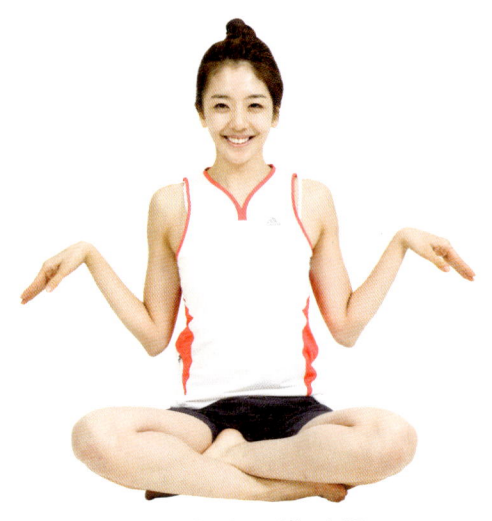

1 손에 힘을 빼고 양반 다리를 하고 편하게 앉는다.

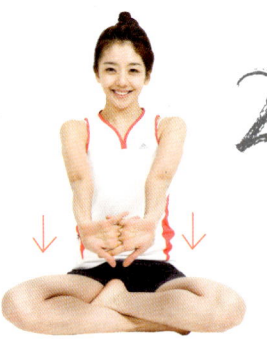

2 몸 앞에서 깍지를 끼어 손과 손목을 앞과 뒤로 뻗어준다.

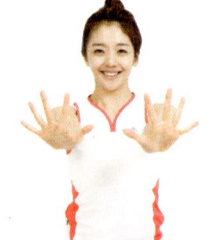

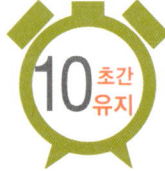
10초간 유지

3 손가락 전체를 쫙 펴서 10초간 유지하다가 풀어준 후, 두 팔과 두 손을 몸 옆에서 100회 흔들어 긴장을 털어준다.

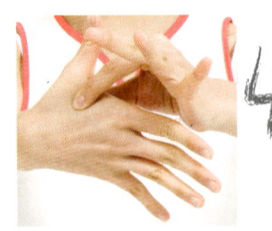

4 손가락 사이마다 V자로 움푹 파인 부분을 엄지와 검지로 아래위를 잡아 살짝 눌러주면서 잡아당긴다. 이 과정을 3회 반복한다.

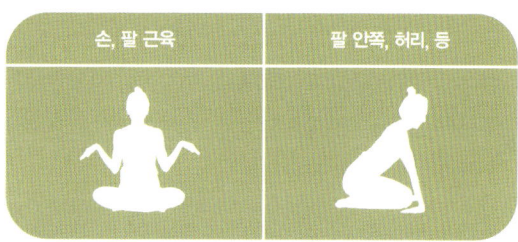

기운 없는 팔 달래기

팔의 근육을 펴줘서 주위 체지방을 분해시키고, 팔뚝에서 어깨까지 원활한 혈액순환을 돕는다.

1 무릎을 꿇고 바닥에 앉는다.

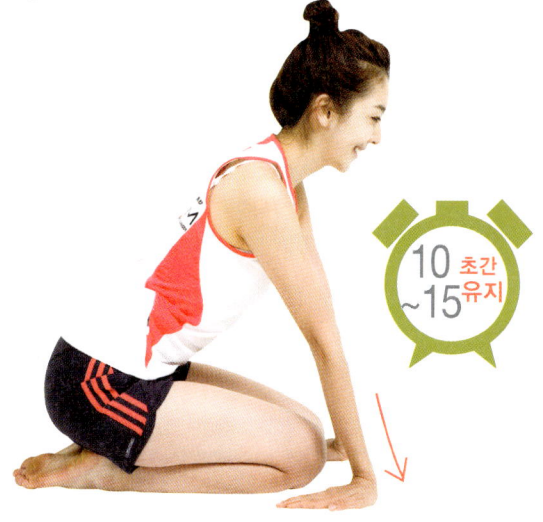

10~15초간 유지

2 시선은 정면을 향하고 팔을 뒤로 틀어 바닥을 짚는다. 등과 허리는 구부러지지 않게 곧게 편다. 10~15초 동안 이 자세를 유지한다. 2회 실시한다. 처음부터 무리하지 말고 조금씩 강도를 올려준다.

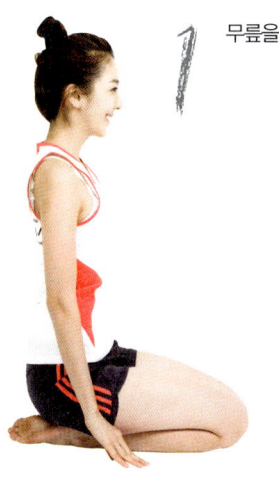

Advance - 고급 동작

좀 더 큰 자극을 원한다면 엉덩이를 조금씩 뒤로 빼면서 팔과 무릎 사이의 거리를 벌려서 서서히 엉덩이를 낮춘다.

> 디톡스 스트레칭

다리 부기 빼기

고관절을 부드럽게 해 하체 아랫부분에 혈액순환을 도와 피로를 풀어준다.

1 양 발바닥을 마주 대고 무릎이 바깥쪽으로 향하게 앉는다. 상체를 바르게 세운다.

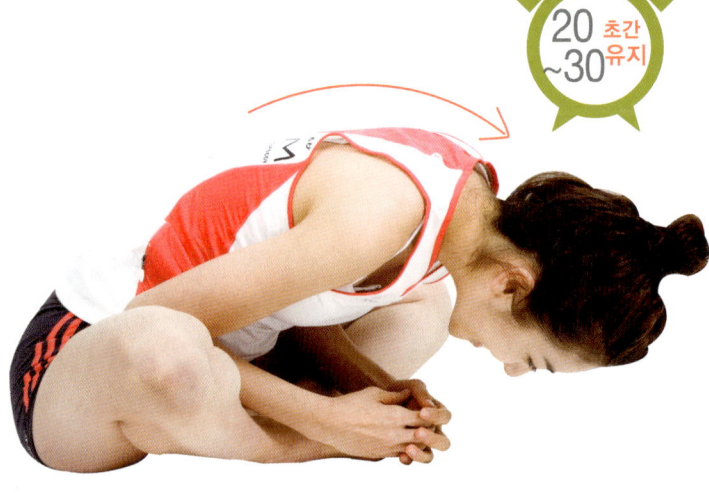

20~30초간 유지

2 천천히 앞으로 숙여준다. 얼굴이 땅에 가까워지도록 한다. 20~30초 동안 유지한다.

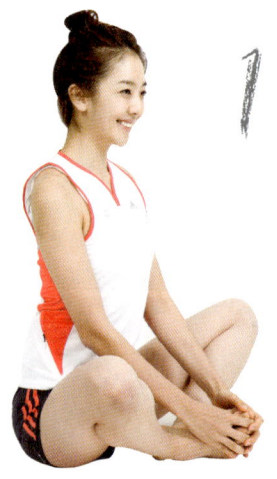

Check Point
양쪽 무릎을 바닥에 최대한 눌러주고 등이 너무 구부러지지 않도록 최대한 등을 펴주세요.

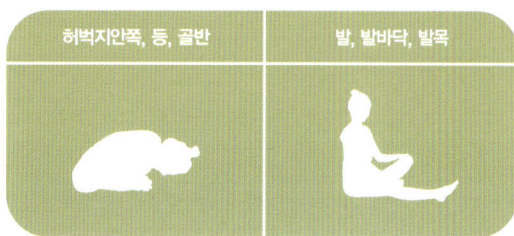

하이힐 통증 없애기

발의 근육을 풀어주고 경직성도 줄여 발의 움직이는 범위가 늘어나 접질리는 부상을 예방한다.

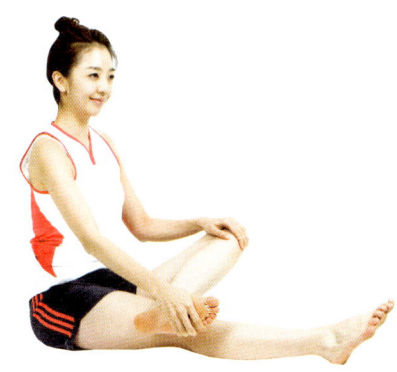

1 편히 앉아 왼발을 오른쪽 허벅지 위에 올린 후 왼손으로 왼쪽 무릎을 살짝 눌러준다.

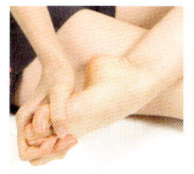 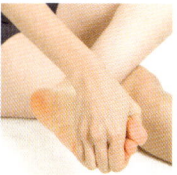

2 오른손으로 누르는 힘을 이용해 왼쪽 발목을 움직일 수 있는 최대한의 범위로 10~15회 돌려준다.

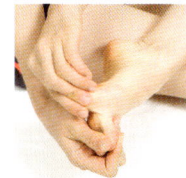 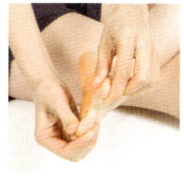

3 양손을 이용해 엄지발가락부터 차례로 발가락을 앞뒤 양옆으로 벌린다. 30초 이상 위 동작을 지속한다.

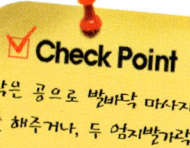

Check Point
작은 공으로 발바닥 마사지를 해주거나, 두 엄지발가락에 고무 밴드를 걸고 잡아당기는 것도 좋아요. 온수 족욕도 피로를 푸는 데 짱이에요.

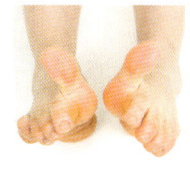 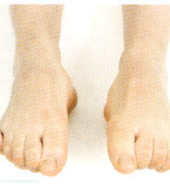 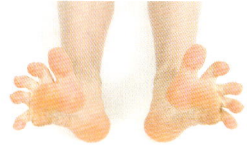

4 양발을 쭉 뻗어, 양쪽 발가락 전체를 오므렸다 폈다를 반복한다. 20~30초 동안 지속한다.

Let's Break~!

수분 신호등에 빨간 불이 켜졌다

하루 물 8잔 마시기가 어렵기만 한 당신에게 수분 부족을 알리는 아홉 가지 신호

우리 몸은 70%가 수분이다. 혈액의 94%, 뇌의 84%도 물이다. 이 때문에 체내에 수분이 1%만 부족해도 머리카락부터 발끝까지 '목이 마르다'는 신호를 보낸다. 대기 중 습도가 여름보다 10~20%는 떨어지는 겨울은 수분 섭취가 더 중요하다.

Signal 1 _ 특별한 이유 없이 피곤하다

유럽 생수 회사인 '볼빅(Volvic)'에서 100개 회사의 직장인을 대상으로 '수분 부족이 몸과 마음에 미치는 영향'에 관해 조사했다. 그 결과, 대상자들은 체내 수분이 2% 부족하면 업무 효율성이 떨어지기 시작하고, 4% 부족하면 무기력해지며, 그 이상이 되면 불안한 증상을 보이고 스트레스를 많이 느끼며, 심한 경우 구역질까지 느꼈다. 몸속에서 에너지를 만들 때 물이 없으면 안 된다. 물은 각종 전해질을 세포 속으로 밀어 넣고 펌프를 돌려 에너지를 만드는, 발전기를 돌리는 원동력이다. 세포 내부에 적어도 75%는 물이 차야 발전기가 돌아간다. 물을 꾸준히, 규칙적으로 마시지 않으면 에너지가 만들어지지 않으니 자연히 피곤해질 수밖에 없다.

Signal 2 _ 자리에서 일어설 때 머리가 핑 돌면서 어지럽다

어지럼증은 원인이 여러 가지지만, 지병이 있거나 영양 섭취가 심각하게 불균형하지 않다면 수분 부족으로 인한 저혈압이 원인인 경우가 대부분이다. 혈액의 94%는 수분이다. 때문에 수분이 부족하면 혈압이 떨어져 어지럼증을 느낀다. 어지러운 증상이 생기면 무조건 철분제부터 찾는 사람이 있는데, 빈혈이 없는데 철분제를 먹으면 혈액이 끈끈해져서 암이나 중풍 등이 발병할 확률이 높아진다.

Signal 3 _ 관절이 뻑뻑한 느낌이 들고 무릎이 아프다

관절 사이에는 관절이 부드럽게 움직일 수 있게 윤활유가 흐른다. 몸이 건조해지면 이 윤활유의 양이 줄어든다. 윤활유 양이 줄어들면 관절이 딱딱해지고 충격흡수를 할 수 없어 쉽게 찢어진다. 관절에 통증이 반복되면 통증부위에 수분이 부족하다는 신호다.

Signal 4 _ 이상하게 소화가 잘 안 된다

수분이 부족해 몸속에 노폐물이 쌓이면 우리 몸은 병에 걸렸을 때와 마찬가지로 반응한다. 특히 소화과정에는 처음부터 끝까지 물이 필요하기 때문에 체내 수분이 부족하면 위·장 등 소화기계가 잘 작동하지 못한다. 물은 음식물이 용해되고 쪼개지는 과정 중 하나인 '가수분해'를 담당하고, 영양 성분이 세포에 도달하기까지 이를 수송하는 역할을 한다. 또한 흡수된 영양 성분이 에너지로 바뀌는 과정에도 물이 필요하다. 몸이 건조하면 소화가 잘 안 되는 것은 당연하다.

Signal 5_ 변비가 생겼다
물은 배변이 잘 되도록 변을 적당히 무르고 부드러운 상태로 만든다. 수분이 부족하면 변은 소장과 대장을 거치는 동안 단단하고 동글동글하게 뭉치고 유동 속도가 느려진다. 이것이 바로 변비다. 흔히 변비 탈출을 위해 식이섬유를 먹는데 이때 부드러운 섬유질을 물과 함께 마시는 것이 중요하다. 수분 섭취 없이 식이섬유만 먹는다면 변이 더욱 단단해져 변비를 악화시킨다.

Signal 6_ 괜히 짜증이 나고 초조하며 우울하다
수분이 부족하면 신진대사에 쓰여야 할 필수 아미노산의 일부가 끊임없이 고갈돼 나른하고 늘어지는 느낌이 든다. 우울해지면 체내 건조가 더 심각한 국면으로 접어들었다는 신호다. 짜증이 나거나 이유 없이 우울하다면 물을 두세 잔 천천히 마셔보자. 곧 냉정을 되찾고 평소의 너그러운 모습으로 돌아갈 수 있다.

Signal 7_ 얼굴이나 코가 자꾸 빨개진다
뇌는 85%가 물이다. 그래서 미세한 수분 결핍에도 극도로 민감하게 반응한다. 인체의 많은 장기 중에서 수분 공급의 우선권을 갖고 있는 것이 바로 뇌다. 수분이 충분히 공급되지 않으면 뇌는 혈관을 팽창시켜 혈류량을 늘리고, 이것은 곧바로 뇌 바로 아래에 위치한 얼굴색에 반영된다. 알코올 중독 환자는 코가 빨간데, 이는 알코올이 뇌를 심하게 건조하게 만들어 뇌에서 반사작용으로 혈류량을 늘리기 때문이다.

Signal 8_ 누워도 잠이 잘 오지 않는다
우리 몸은 잠자는 동안에도 지속적으로 수분을 배출한다. 꼬박 8시간을 잘 경우 호흡을 통해 몸은 수분을 잃고, 자는 동안 땀을 흘리기 때문에 잘 때에는 체내 건조가 가장 심해진다. 따라서 낮에 충분한 수분을 보충해야 하며 잠들기 전에 약 4분의 1컵 정도의 물을 섭취하는 것이 좋다.

Signal 9_ 부쩍 뱃살이 늘어난다
수분이 부족하면 호르몬의 능력이 떨어진다. 체내 건조로 호르몬이 부족해지면 살이 찌는데, 특히 성장호르몬과 여성호르몬이 줄어들면 뱃살이 찐다. 성장호르몬이 부족해지면 근육량이 줄어들고 복부지방이 많아진다. 줄어든 근육량은 기초대사량을 떨어뜨려 비만해진다. 여성호르몬이 부족해지면 콜레스테롤이 배나 간에 축적되며, 이로 인해 복부비만이나 지방간이 생긴다.

미용 스트레칭

등허리 매끈하게 하기

허리의 유연성을 길러주고 등살을 잡아주는 효과가 있다.

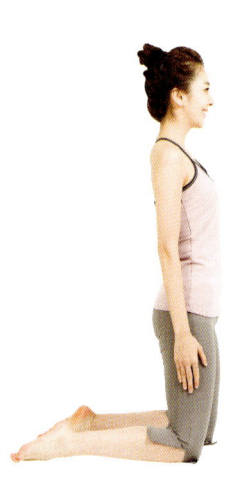

1 무릎을 꿇고 무릎서기 자세를 한다.

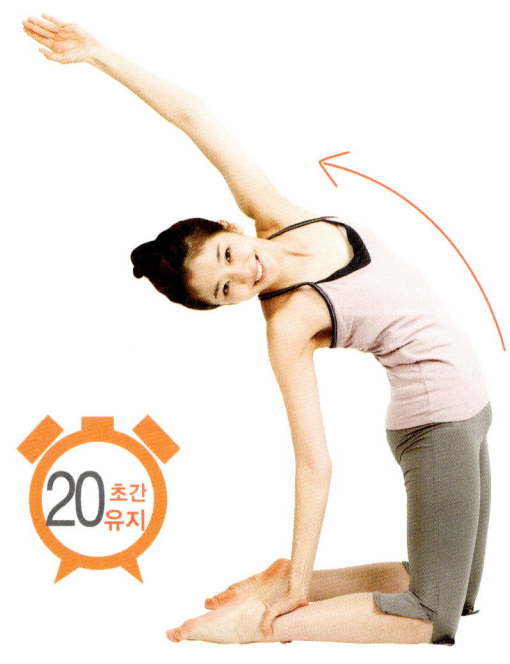

20초간 유지

2 한 손으로 같은 쪽 발목을 잡고 허리를 최대한 뒤로 젖힌 상태로 반대편 팔을 자연스럽게 올려준다. 20초간 자세를 유지한 후 반대편으로 바꾸어준다. 3회 반복한다.

Check Point
허벅지와 무릎을 90도로 유지하는 게 포인트! 발목을 잡은 손과 어깨가 수직이 되게 해주세요.

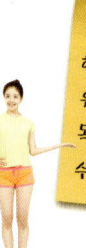

 상체가 뒤로 넘어가면서 엉덩이가 똑바로 서지 않고 무너지는 경향이 있으니 주의하자.

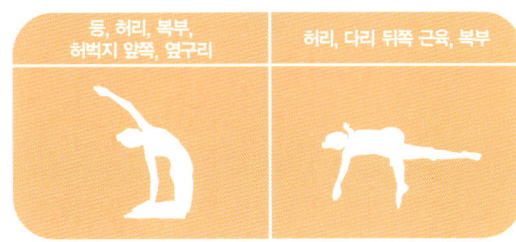

허리 라인 탄력 있게 하기

허리를 유연하게 할뿐만 아니라 허리 라인을 예쁘게 만들어주는 스트레칭이다. 앉은 채로 오래 일하는 사람들에게 특히 좋은 동작이다.

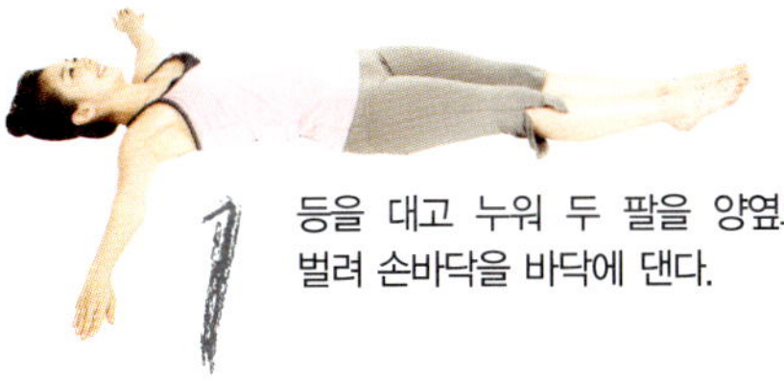

1. 등을 대고 누워 두 팔을 양옆으로 벌려 손바닥을 바닥에 댄다.

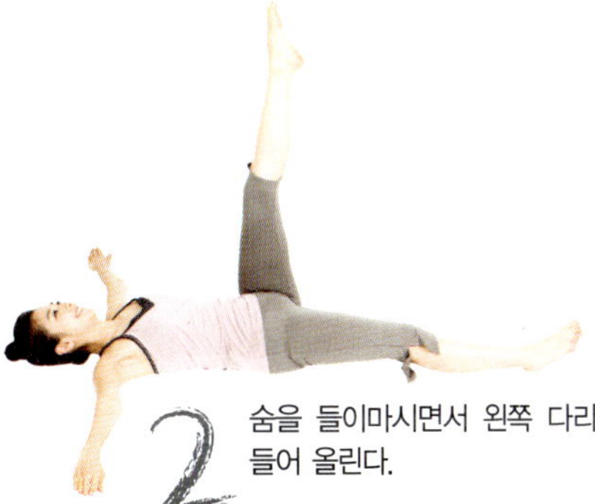

2. 숨을 들이마시면서 왼쪽 다리를 90도로 들어 올린다.

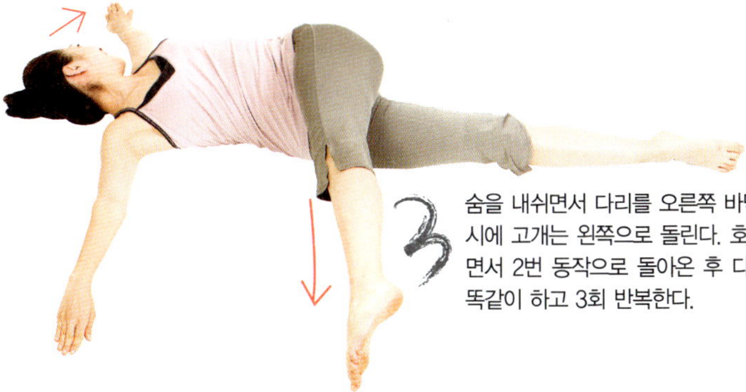

3. 숨을 내쉬면서 다리를 오른쪽 바닥에 닿을 듯 말 듯 할 때까지 넘긴다. 동시에 고개는 왼쪽으로 돌린다. 호흡을 고르게 2~3번 쉬고 숨을 들이마시면서 2번 동작으로 돌아온 후 다리를 천천히 내려놓는다. 반대편 다리도 똑같이 하고 3회 반복한다.

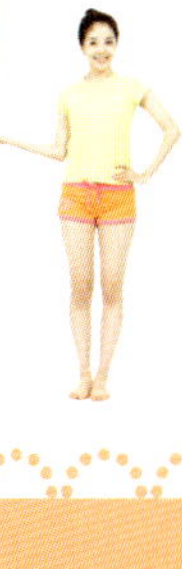

NG 움직이는 다리가 너무 아래로 내려가지 않도록 한다.

Check Point
양 어깨가 뜨지 않도록 바닥으로 최대한 눌러줘야 해요.

> 미용 스트레칭

가슴을 볼륨 있게 만들기

가슴을 볼륨 있게 만들고 어깨선을 아름답게 가꾸어준다.

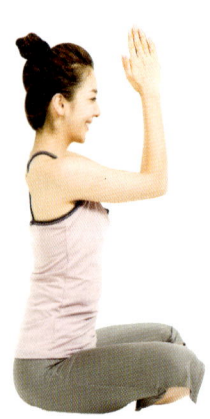

1. 바닥에 앉아 허리를 곧게 펴고, 양팔은 가슴 안쪽으로 모아 팔꿈치와 손바닥을 붙인다.

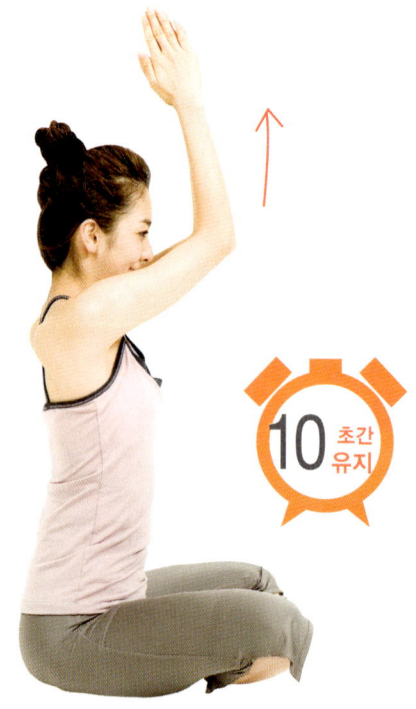

10초간 유지

2. 가슴을 모아주는 기분으로 최대한 팔을 들어올려 10초 동안 자세를 유지한다. 7회 반복한다.

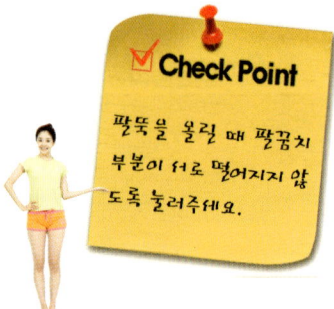

Check Point
팔뚝을 올릴 때 팔꿈치 부분이 서로 떨어지지 않도록 눌러주세요.

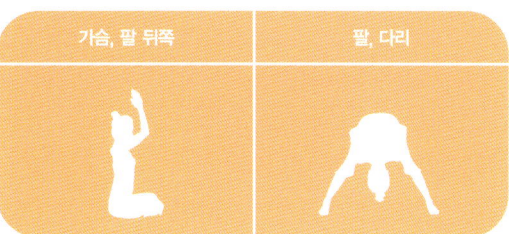

늘어진 팔뚝 엣지있게 하기

뭉친 근육을 풀어주고 팔과 어깨의 군살을 빼준다.

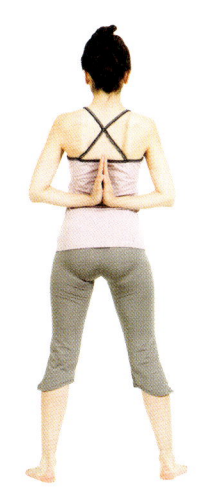

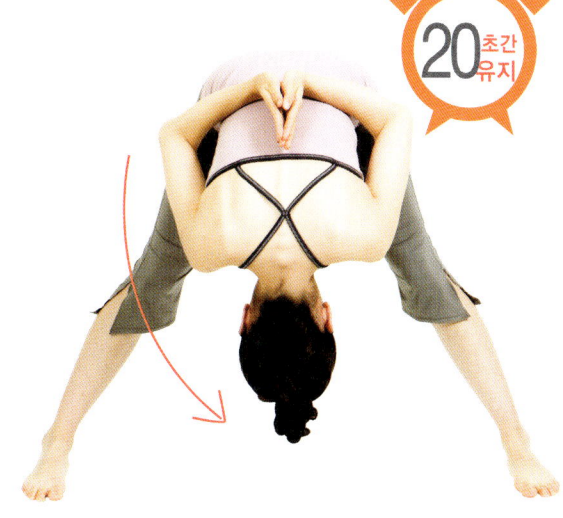

1 양발을 어깨너비의 2배로 벌리고 서서 양손을 등 뒤에서 합장하며 가슴을 펴고 숨을 들이마신다.

2 천천히 숨을 내쉬면서 상체를 숙인다. 이때 척추가 바르게 펴지도록 자세를 취하고 약 20초간 유지한 후 서서히 올라온다.

Check Point
가슴을 펴고 합장한 손을 최대한 위로 올려보세요.

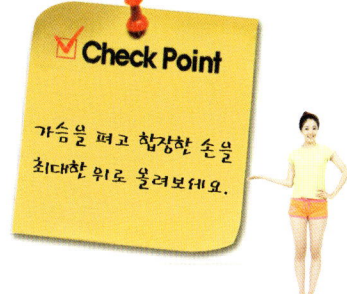

 상체를 숙일 때, 무게중심이 한쪽으로 치우치는 경향이 있으니 주의하자.

미용 스트레칭

처진 엉덩이를 UP시키기

엉덩이 근육을 탄력 있게 조여주며 히프 업에 특히 효과적인 동작이다. 허벅지 옆쪽 라인도 가꾸어 준다.

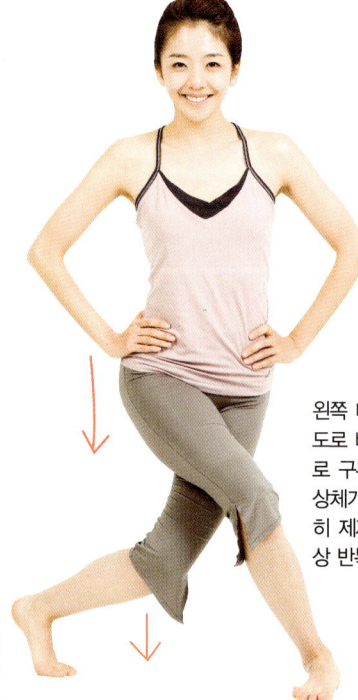

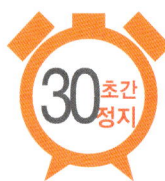
30초간 정지

왼쪽 다리를 오른쪽 엉덩이 뒤쪽으로 어깨너비 정도로 빼내어 선다. 숨을 내쉬며 양쪽 무릎을 90도로 구부리며 앉는다. 이때 양손은 골반 위에 두고 상체가 정면을 향하게 한다. 30초간 정지 후 천천히 제자리로 돌아온다. 양쪽 번갈아 가며 10회 이상 반복한다.

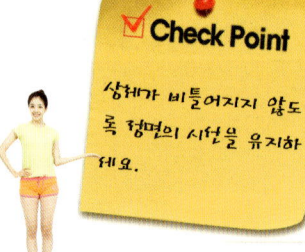
Check Point
상체가 비틀어지지 않도록 정면의 시선을 유지하세요.

 무릎을 구부리고 있을 때는 상체가 정면을 향해야 한다.

엉덩이, 허벅지 뒷라인	허벅지 앞, 뒤쪽 근육

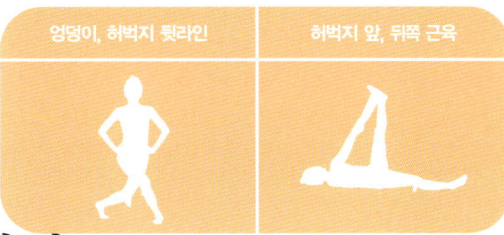

코끼리 허벅지 날씬하게 하기

종아리는 물론 허벅지 근육 뒷부분의 지방을 분해하여 탄력 있는 다리 라인을 만드는 데 도움을 준다.

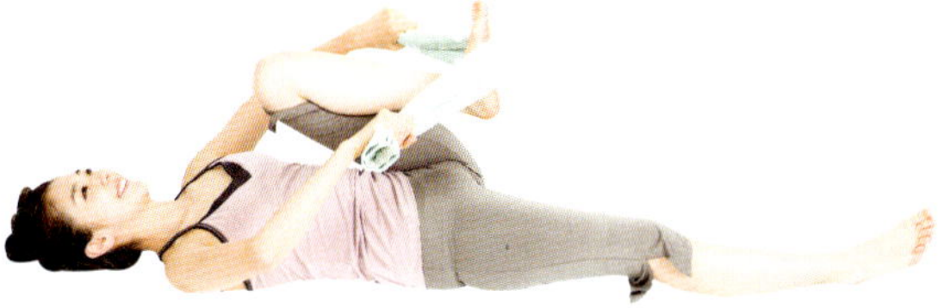

1 천장을 향해 누운 채로 무릎을 구부리고 눕는다. 한쪽 발에 수건을 걸치고 양손으로 잡는다.

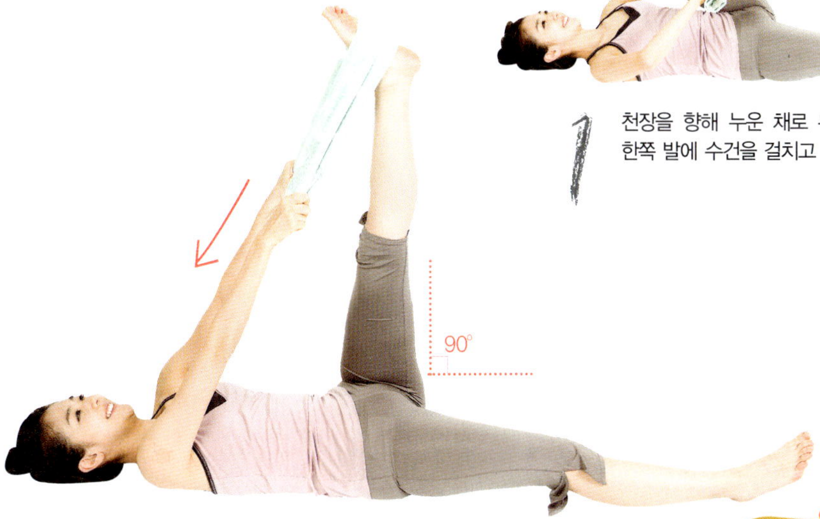

2 그 상태로 무릎이 굽혀지지 않게 다리를 위로 들어 올려 쭉 뻗는다. 좌우 각 10회씩 실시한다.

Check Point

다리를 다 펴거든 무릎이 구부러지지 않게 주의하세요.

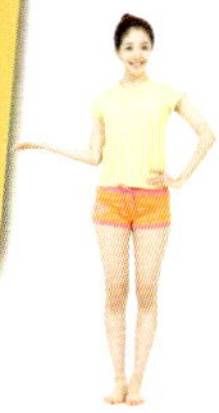

> 미용 스트레칭

종아리 슬림하게 만들기

좌골신경과 발목, 종아리, 무릎 그리고 엉덩이의 유연성을 향상시킨다.

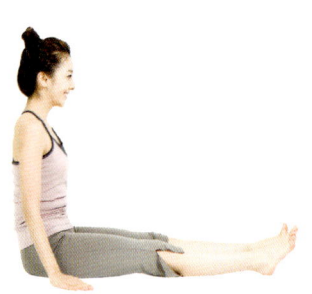

1 바닥에 앉아 다리를 곧게 뻗고 앉는다.

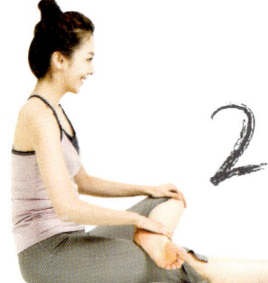

2 오른쪽 다리는 펴주고, 왼쪽 다리를 90도 이상 구부려 왼쪽 무릎 위에 올려놓는다.

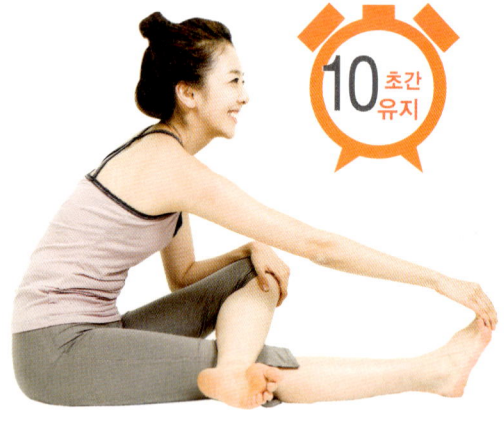

10초간 유지

3 손으로 발 윗부분을 감싸고 숨을 들이마시고 천천히 내뱉으며 당겨준다. 이 상태로 10초간 정지한다. 10초간 버틴 후 천천히 본래의 위치로 돌아간다. 반대편도 같은 방법으로 실시하고, 3회 반복한다.

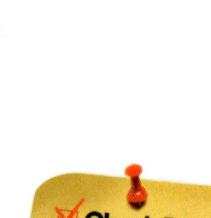

Check Point
뻗어있는 발목을 몸쪽으로 당긴 채, 발끝 부분을 잡고 허리부터 숙여야 해요. 그래야 정확한 자세가 나와요.

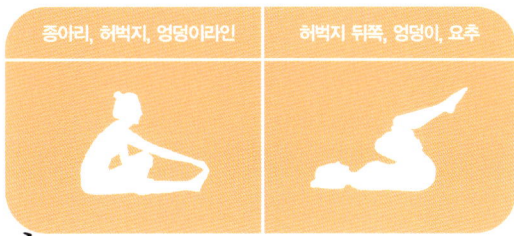

허벅지, 엉덩이 라인 만들기

허벅지의 안쪽과 뒤쪽을 당겨서 근육을 풀어주고, 지방이 쌓이기 쉬운 허벅지 부위를 자극해 허벅지 라인을 날씬하게 해준다.

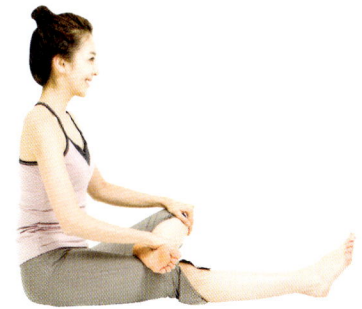

1 바닥에 앉아 왼쪽 다리의 복사뼈 부분을 오른쪽 무릎 위에 올려놓는다.

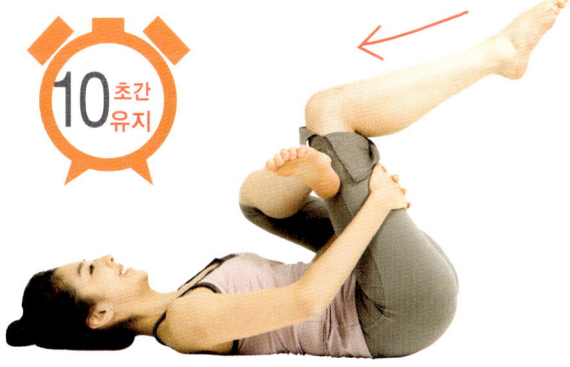

2 양손으로 오른 허벅지 뒷부분을 감싸고 뒤로 눕는다. 숨을 들이마시고 천천히 내뱉으며 당겨준다. 이 상태로 10초 이상 정지한다. 10초간 버틴 후 천천히 본래의 위치로 돌아간다. 반대편도 같은 방법으로 3회 실시한다.

Check Point
허벅지 뒷부분 중 무릎에서 가까운 부분을 당겨주는 게 포인트!

> 미용 스트레칭

발목 날씬하게 하기

발목의 유연성을 향상시켜 부상을 예방하고 날씬한 발목을 만드는 데 효과적이다.

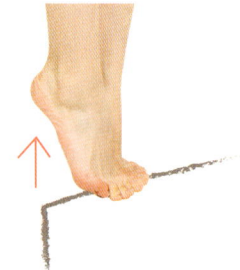

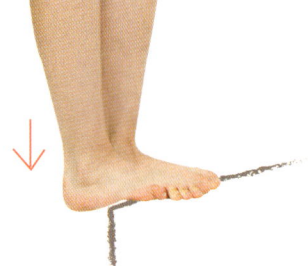

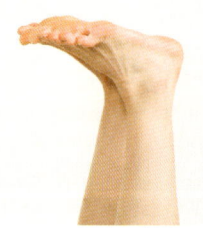

1 계단 끝에 서서 두 발을 모으고 발가락 힘으로 선다. 그런 다음 천천히 발뒤꿈치를 들어올린다. 상체를 꼿꼿하게 세우고 종아리가 쭉 당겨지도록 한다.

2 천천히 발뒤꿈치를 아래로 내린다.

3 바닥에 누운 자세에서 다리를 직각으로 들어올린다. 그 다음 발바닥이 수평이 되도록 한다. 발끝은 얼굴 쪽으로 향하게 한다.

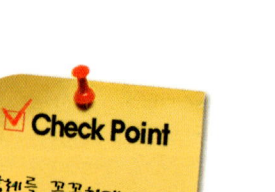
30초간 유지

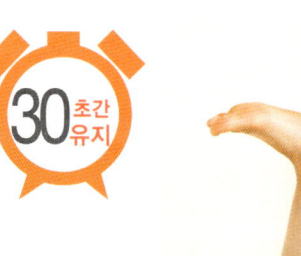

4 3)의 자세에서 한쪽 발을 위로 쭉 뻗는다. 30초 정도 유지하다가 반대쪽 발도 반복한다.

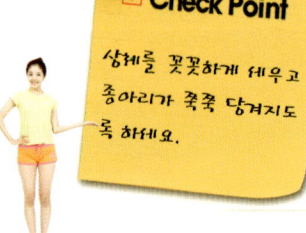

Check Point
상체를 꼿꼿하게 세우고 종아리가 쭉쭉 당겨지도록 하세요.

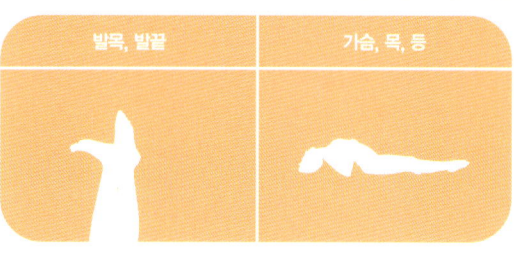

얼굴, 턱선 아름답게 하기

이 동작은 자세를 바르게 하고 전신의 혈액순환을 원활하게 해서 각종 내장기관 이상으로 생기는 피부질환을 예방한다. 또 목과 어깨를 스트레칭 해서 아름다운 턱선을 만드는 데도 효과가 있다.

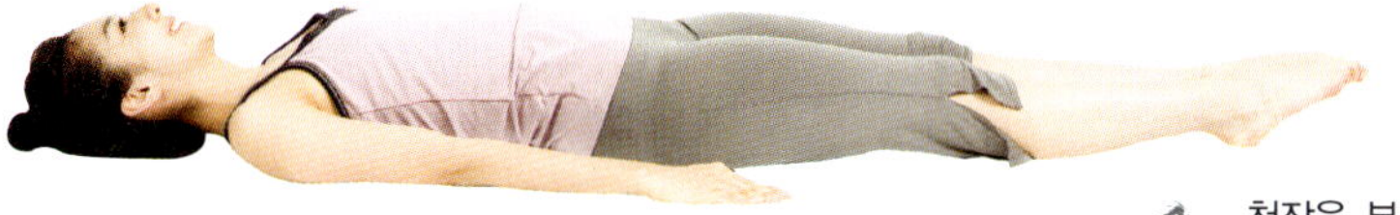

1 천장을 본 채로 등을 대고 누운 자세에서 양 발 끝을 모아준다. 손과 팔꿈치는 사진에 나온 것처럼 자세를 취한다.

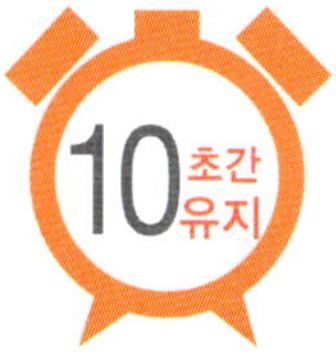

10초간 유지

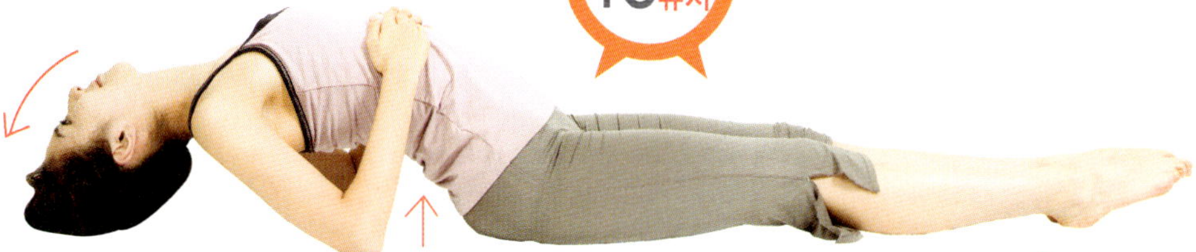

2 천천히 바닥을 가볍게 밀면서 상체를 젖혀준 후 정수리가 바닥에 닿도록 한다. 10초간 유지한 후 제자리로 돌아온다. 2회 반복한다.

Check Point
이때 엉덩이는 반드시 바닥에 붙인 채 눈을 감고 천천히 호흡하세요.

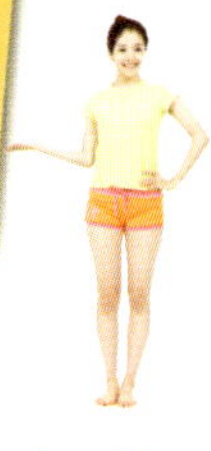

Let's Break~!

뚱뚱했던 어제는 지방과 함께 태워버리자

지방 연소를 돕는 식품

먹으면서 손쉽게 다이어트 하는 방법, 바로 지방 연소에 도움을 주는 식품을 함께 먹는 것이다. 지방 연소를 돕는 식품은 먹는 것만으로도 체중 증가를 억제할 수 있다. 뚱뚱했던 과거를 지우고 날씬한 미래로 다시 태어나고 싶다면 이 식품들의 도움을 받아보는 것이 어떨까?

〈도토리묵〉

수분 89% 함유, 100g당 43kcal의 주인공! 쓴맛을 가진 탄닌과 폴리페놀이 지질 패턴에 영향을 미친다. 도토리의 탄닌은 담즙산과 결합하여 장관내 담즙산의 재흡수를 방해한다. 담즙산의 배설을 증가시킴으로써 간 내 지질 함량 및 체내 콜레스테롤 농도를 감소시킨다. 또한 도토리의 식이섬유가 체내 지질 및 체중 증가를 억제시킨다는 보고도 있다.

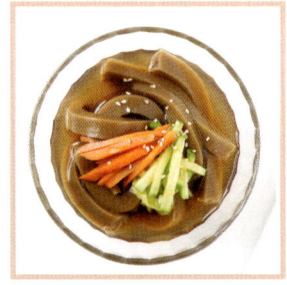

〈고추〉

매운맛의 캡사이신 성분은 신체의 교감신경을 활성화해 열량 소모를 늘린다. 지방세포에는 지방을 축적하는 흰색 지방세포와 지방을 태워 열을 발생시키는 갈색 지방세포가 있다. 캡사이신은 갈색 지방세포에 작용하여 지방을 분해하는 데 효과적이다. 하지만 매운 음식을 먹어서 지방을 태워 없앨 수 있는 열량은 하루 전체 섭취 열량의 10%에 불과하다. 운동으로 살을 빼면서 보조 수단으로 매운맛을 적당히 즐기는 것이 좋다.

〈잣〉

열량이 높은 식품으로 알려져 있지만 잣이 가진 지방산은 올레인산, 리놀레산 등의 불포화 지방산으로 피부를 좋게 하고 콜레스테롤 수치도 조절한다. 미국화학학회의 연구 보고서에 따르면 잣의 지방산 성분이 과도한 식욕을 억제한다. 그 이유는 잣에 함유된 리놀렌산이 공복감을 억제하고 포만감을 유도하는 호르몬 분비를 촉진하기 때문이다.

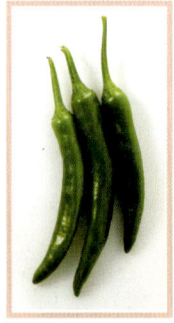

〈검정콩〉
한 보고에 따르면 검은 콩은 항암효과가 있을 뿐 아니라 비만을 예방하는 데 효과적이다. 콩 단백질이 간 및 지방조직 속 지방대사에 영향을 주어 새로운 지방산과 콜레스테롤의 생성을 억제한다. 검은콩의 펩타이드 성분은 체중 감소에 도움을 준다. 천연 토코페롤 성분은 피부의 탄력에도 영향을 주어 피부미용과 노화방지에도 효과적이다.

〈홍삼〉
수삼을 증기로 삶은 후 건조시킨 것이 홍삼이다. 홍삼에는 35~38가지의 사포닌이 함유되어 있다. 최근 사포닌이 비만예방에 효과가 있다는 보고가 있다. 홍삼 주성분 중 하나인 진세노사이드 Rh2 성분이 지방세포의 증식을 억제한다는 연구결과가 발표되었다. 홍삼의 사포닌을 효과적으로 섭취하려면 90℃ 이하에서 오랫동안 가열 조리하여 먹는 것이 좋다.

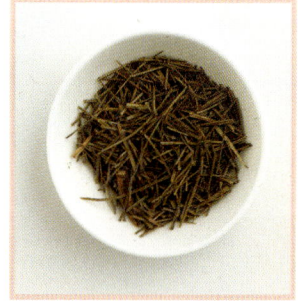

〈녹차〉
녹차의 카테킨은 체내지방축적을 억제하는 데 효과적이다. 녹차 추출물을 섭취한 군에서 일일에너지소비량과 지방산화가 증가됨을 보고한 연구결과가 있다. 체내에서 발생하는 열을 연소시키는 작용을 하는 갈색 지방조직을 활성화하는 데 녹차가 효과적이다. 하루에 한두 잔을 마시기보다 녹차 끓인 물을 상시 복용하는 것이 좋다는 보고가 있다.

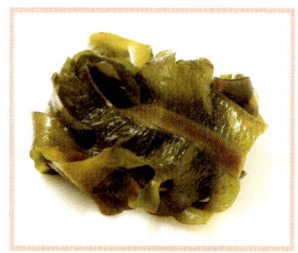

〈미역〉
미역의 알긴산은 위에 들어가면 위산 작용을 하여 칼륨을 배출하고 소장에서 나트륨과 결합하여 나트륨을 배출시킨다. 혈액 속의 지방 및 염분의 배출을 돕고 장내 불필요한 콜레스테롤 및 중성지방을 배출한다. 고지혈증과 동백경화를 예방할 수 있다. 특히 다시마의 알긴산보다 미끈거리고 쉽게 덩어리지는데 이는 중성지방이 몸속에서 흡수되는 것을 막아주는 데 더 효과적이다.

> 리프팅 페이스 요가

하루 동안의 표정 주름 없애기

이마 주름 없애기

이마 전두근의 잃어버린 탄력을 찾아주어 이마 주름을 완화시킨다.

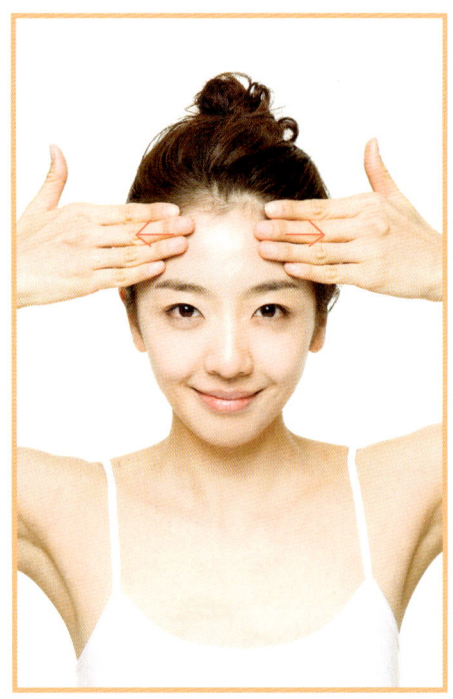

1 편안한 상태에서 사진과 같이 이마 주름에 양손을 갖다 대고 숨을 들이마시며 이마 바깥쪽으로 당긴다. 상태로 3초간 유지한다.

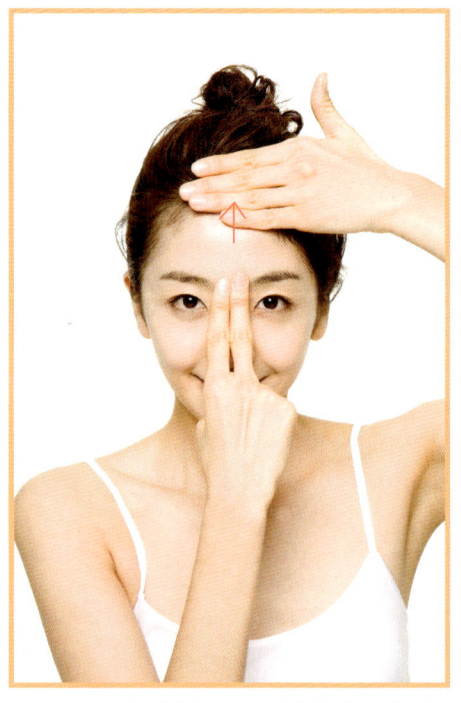

2 오른손 검지와 중지를 미간에 대고 3회 반복한다.

미간 주름 없애기

눈썹 앞머리부분을 자극하여 미간 주름을 펴준다.

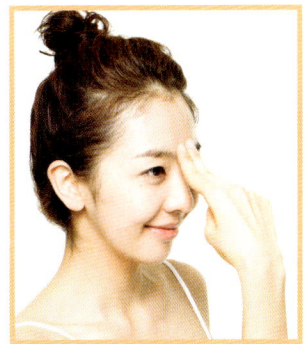

1 검지와 중지를 모아 미간에 댄다.

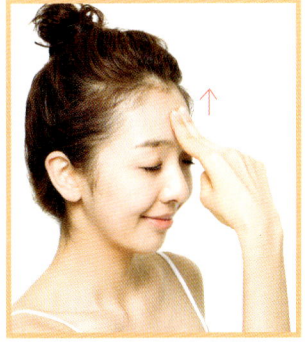

2 숨을 들이마시면서 눈을 감고 지그시 위로 올리듯 누른다. 3초간 유지한 후 숨을 내쉬면서 손가락에 힘을 뺀다.

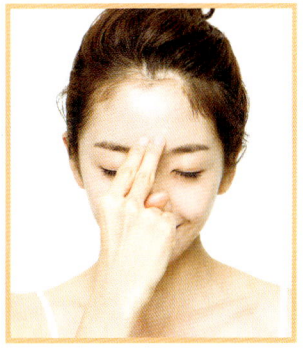

3 얼굴에 힘을 빼고 눈을 편히 감은 다음, 다시 검지와 중지를 모아 미간에 갖다 댄다.

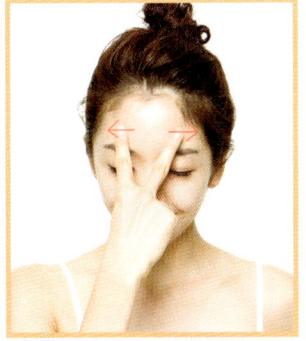

4 숨을 들이마시면서 검지와 중지를 바깥으로 벌려 미간의 주름을 펴고 3초간 유지한 후 숨을 내쉬면서 힘을 뺀다. 모든 동작을 3회 반복한다.

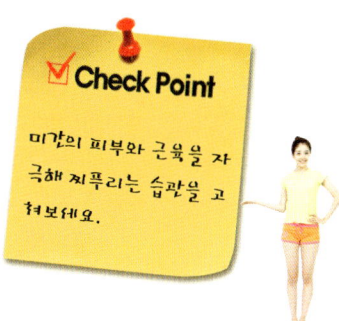

Check Point

미간의 피부와 근육을 자극해 찌푸리는 습관을 고쳐보세요.

> 리프팅 페이스 요가

눈 밑 주름 없애기

눈 밑 근육의 탄력성을 회복시키는 효과가 있다. 시신경을 자극하는 동작이다.

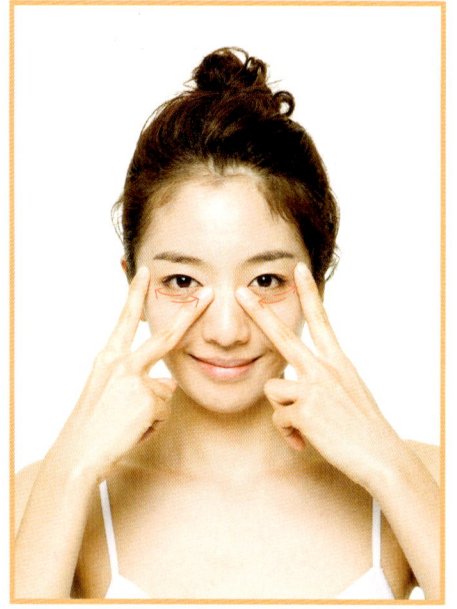

1 눈 밑 주름을 양쪽 검지와 중지로 펴서 고정시킨다. 숨을 들이마시면서 눈을 최대한 위로 치켜뜬다. 이 상태로 3초간 유지한 후 숨을 내쉬면서 제자리로 돌아온다. 동작이 끝나면 눈을 감고 휴식한다. 3회 반복한다.

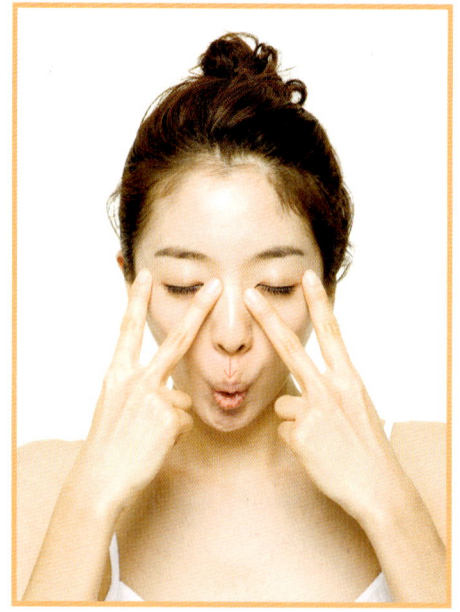

2 눈을 감고 눈 밑 주름을 양쪽 검지와 중지로 펴서 고정시킨 다음, 입 모양을 '오'로 만들고 숨을 들이마시면서 인중을 최대한 늘린다. 이 상태에서 3초간 유지한 후 숨을 내쉬면서 제자리로 돌아온다.

팔자 주름 없애기

경직된 입가 근육을 풀어 근육의 탄력을 회복시킨다.

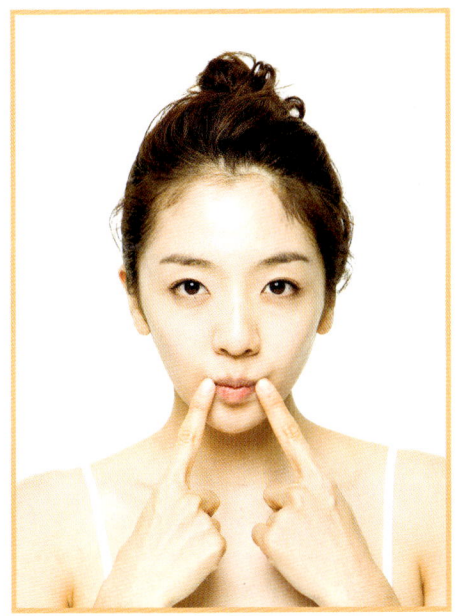

1 양 검지를 들어 입가에 살짝 댄다.

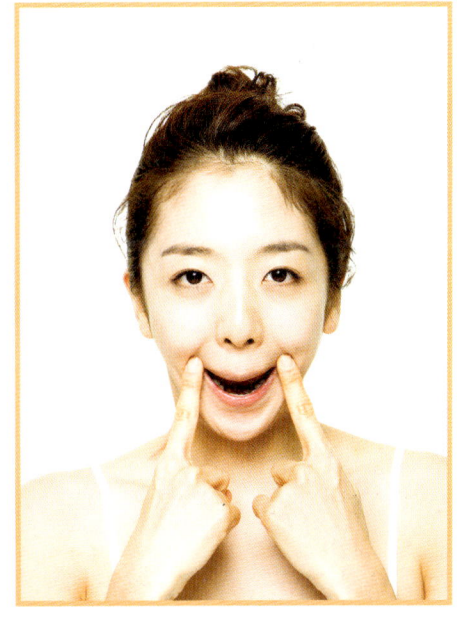

2 그 상태로 '에' 모양을 한 뒤 윗입술을 말아 넣는다. 강하게 손가락을 당긴다. 그대로 5~7초간 유지한다. 3회 반복한다.

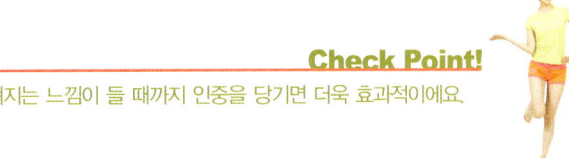

Check Point!
주름이 펴지는 느낌이 들 때까지 인중을 당기면 더욱 효과적이에요.

> 리프팅 페이스 요가

목 주름 없애기

목의 피부를 탄력 있고 매력적으로 만들어준다.

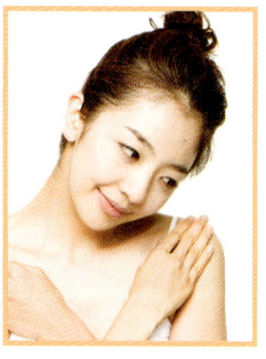

1 어깨에 힘을 빼고 양손을 반대쪽 어깨에 올려놓은 채 천천히 왼쪽으로 최대한 기울여 10초간 정지한다. 반대편도 실시한다.

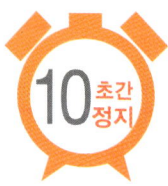
10초간 정지

2 목을 뒤로 젖혀서 천천히 입을 열고 닫으며 근육의 움직임을 느낀 채 5회 반복한다.

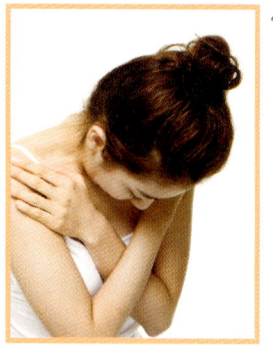

3 턱 끝이 앞가슴에 닿을 정도로 최대한 목을 앞으로 숙인다. 이 상태를 10초간 유지해준다.

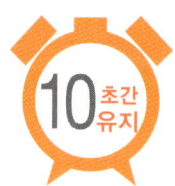
10초간 유지

4 깍지를 껴서 뒷머리를 눌러주면서 뒤통수부터 목 뒤까지 시원하게 당긴다.

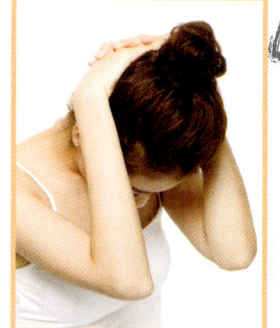

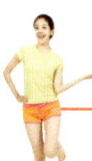

Check Point!
충분한 목 스트레칭과 영양공급만이 주름을 예방할 수 있답니다. 또 구부정한 자세도 목주름이 생기는 원인이 되므로 올바른 자세를 유지하는 것도 매력적인 목 라인을 만드는 비결이에요.

모공 조이기

얼굴근육을 자극해 신진대사를 원활하게 하여 피부재생을 돕는다.

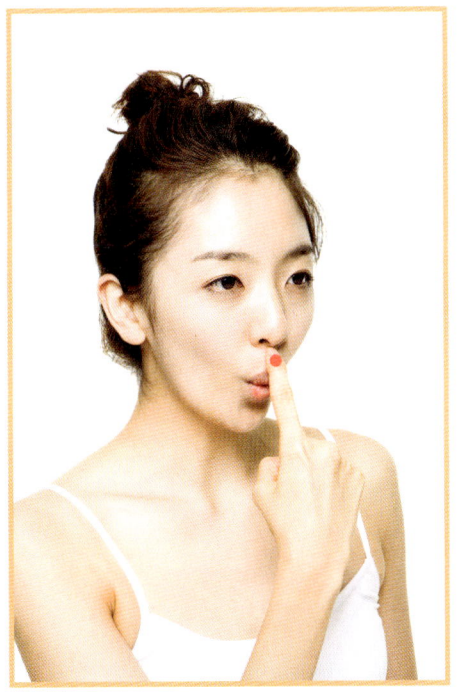

1 검지를 인중에 대 고정시키고 숨을 들이마시면서 양볼을 홀쭉하게 만들어 안으로 오므리고 3초간 유지한다.

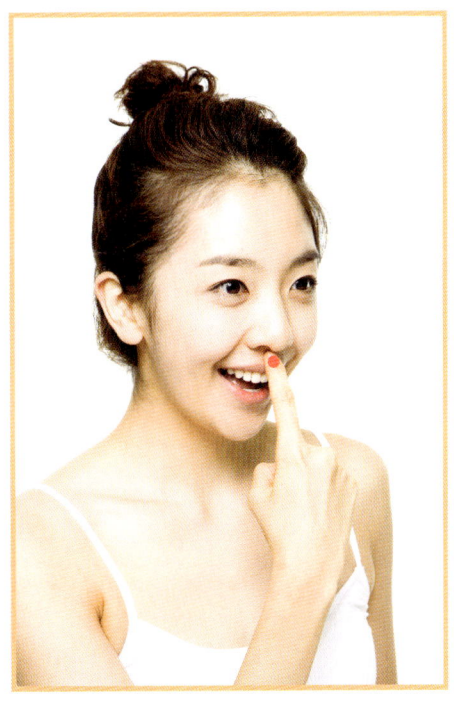

2 '빠' 소리가 나게 바깥으로 공기를 빼준다. 3회 반복한다.

리프팅 페이스 요가 — 트러블 해결하기

두통 완화하기

머리와 목에 있는 혈점을 자극해주면 시원함을 느낄 수 있다.

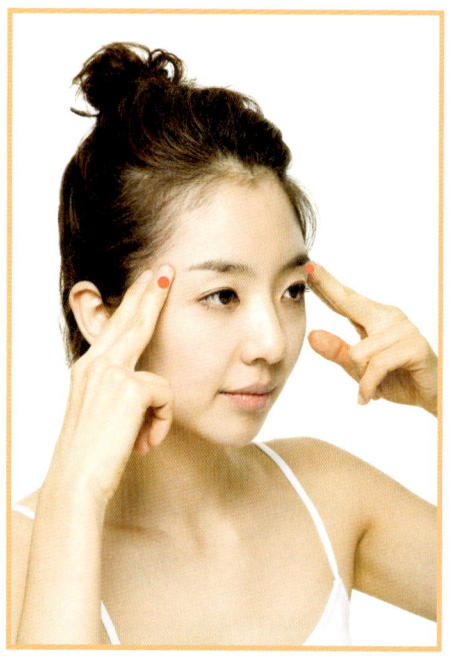

1. 얼굴에 힘을 뺀 상태에서 양손 검지와 중지를 모아 관자놀이를 꾹꾹 눌러준다.

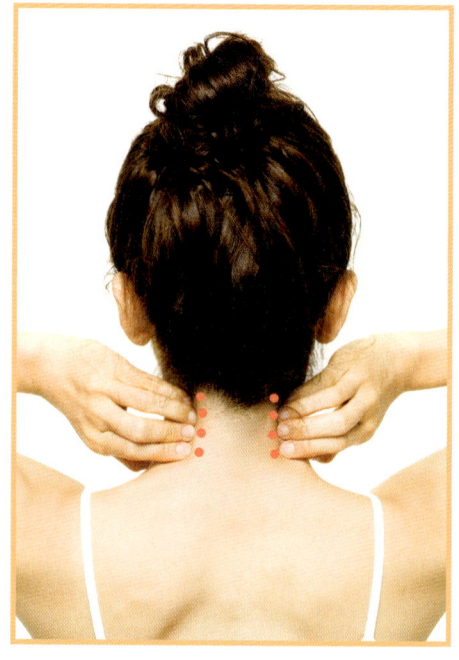

2. 이후 목 뒤쪽의 움푹 들어간 부분으로 옮겨서 서서히 그 부분을 지압하듯이 3초간 반복해서 누른다.

충혈된 눈 피로 풀기

얼굴의 혈점을 자극해주면 뻐근함이 해소된다.

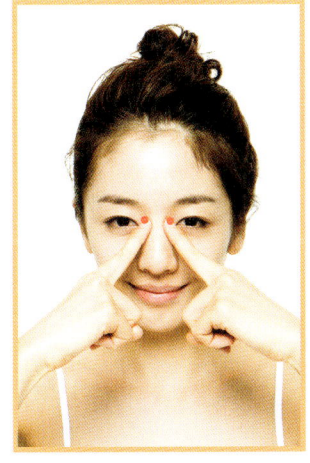
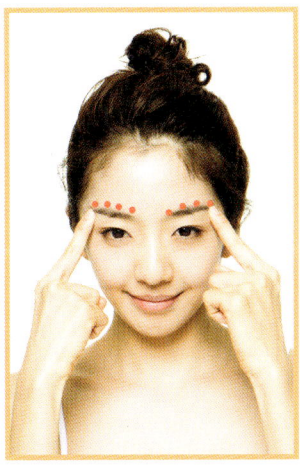
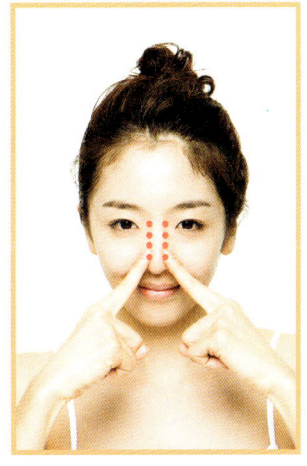

1 얼굴에 힘을 뺀 상태에서 편안히 눈을 감고 양쪽 검지를 눈과 코 사이 움푹 들어간 곳에 갖다 댄다.

2 미간을 중심으로 눈썹의 시작부분에서 눈썹 라인을 따라 관자놀이까지 지그시 눌러준다.

3 검지만을 이용해 미간의 눈썹이 시작하는 부분에서 콧망울까지 코의 선을 따라 눌러준다. 5회 정도 위에서 아래로 진행한다.

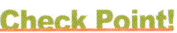 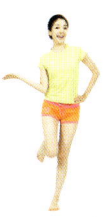

Check Point!

너무 강하게 누르면 아파요. 시원함이 느껴질 정도만 해도 충분해요.

> 리프팅 페이스 요가

부은 갑상선 다스리기

평소 갑상선 자극점을 꾸준히 눌러주면 신진대사의 균형을 유지할 수 있다.

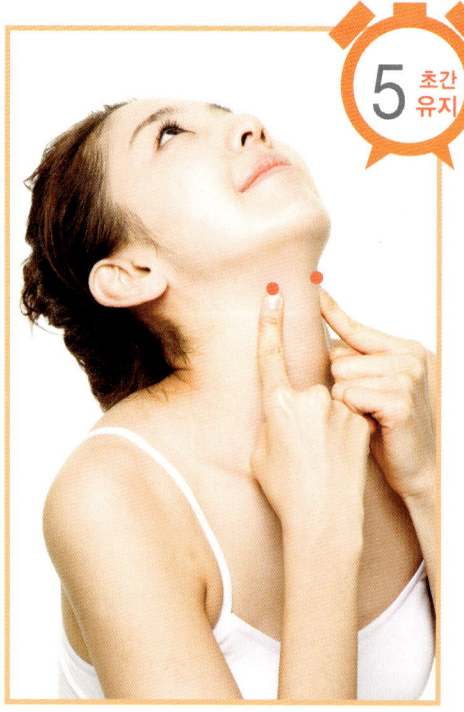

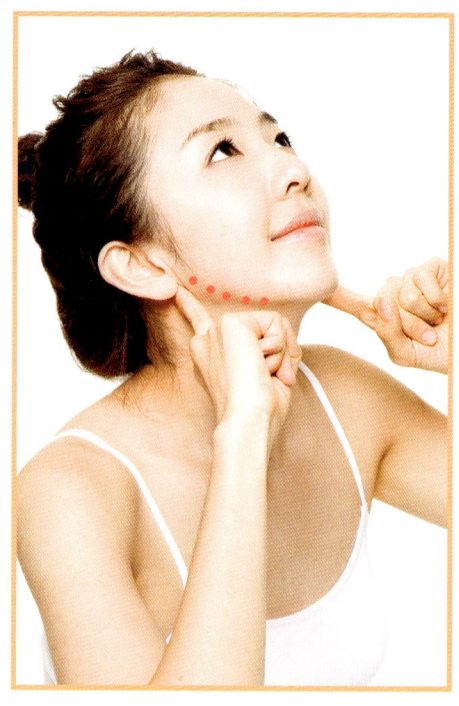

1 얼굴에 힘을 뺀 상태에서 양 검지를 갑상선 자극점에 갖다 댄 후 숨을 들이마시면서 지그시 눌러준다. 이 상태로 5초간 유지한 후 3회 반복한다.

2 양 검지를 귀 뒤쪽에 갖다 댄 후 목선을 따라 갑상선 자극점까지 누르며 내려온다. 이 동작을 5회 반복한다.

Let's Break~!

넌 아직도 마시기만 하니?

놀라운 녹차의 위력

녹차는 세계 음료 중 가장 오랜 역사를 갖고 있다. 중국 당나라 육우(陸羽)가 쓴 《다경》에 따르면 기원전 2700년경 신농(神農)시대부터 차를 마셨다고 하니 그 역사가 5천여 년이나 되는 것. 오랜 역사만큼이나 위대한 일상 속 녹차 활용법을 탐색해보자.

How to 1 ➡ 건강지킴이- 녹차

녹차가 항암 효과가 있고 알츠하이머병, 당뇨병 치료에 도움이 된다는 연구 결과는 이미 널리 알려져 있다. 녹차의 대표 성분인 카테킨은 항산화효과가 있어 혈중 콜레스테롤 수치를 낮춰주며 충치 예방 효과도 있다. 녹차 잎을 껌처럼 씹거나 녹차 잎을 물고 있는 것만으로도 구강 건강에 도움이 된다.

How to 2 ➡ 집안을 향기롭게

녹차는 탈취 효과가 뛰어나 냄새 제거에 효과적이다. 우리고 난 녹차 잎 찌꺼기를 말려두었다가 화장실, 냉장고나 전자레인지 속, 음식물 쓰레기봉투 속 등 나쁜 냄새가 나는 장소에 두면 악취가 사라진다. 고기나 생선 등을 굽는 경우에 녹차를 재떨이에 넣어 태우면 냄새가 나지 않는다.

How to 3 ➡ 요리할 때도 만능

녹차는 생선요리에 요긴하다. 생선구이, 생선조림, 생선회 등 생선요리를 할 때 녹차 잎을 넣으면 녹차 속의 플라보놀 성분이 비린내를 없애준다. 녹차의 플라보놀 성분은 생선살 입자간의 밀착력을 강하게 만들어 생선살을 단단하게 하는 반면 생선뼈는 부드럽고 연하게 해 소화를 돕고 신지대사율을 높인다.

How to 4 ➡ 아름다운 피부 만들기

녹차의 주성분인 카테킨은 새로운 피부 세포의 증식을 촉진하여 피부 노화를 예방하고 기미 및 주근깨의 발생을 억제한다. 얼굴이 칙칙해 보일 때 사용하고 난 녹차 티백을 넣어 10여 분 우린 차가운 물로 세안하면 피부의 칙칙함이 개선되는 것을 경험할 수 있다. 또 가루 녹차를 넣어 만든 팩을 하고 나면 피부가 훨씬 생기 있어 보인다. 녹차 티백이나 녹차 잎을 이용한 반신욕도 좋다. 녹차에 함유된 아미노산 성분인 데아닌이 스트레스를 완화시키는 효과가 있고, 녹차 향이 피로 해소에 도움을 주기 때문이다.

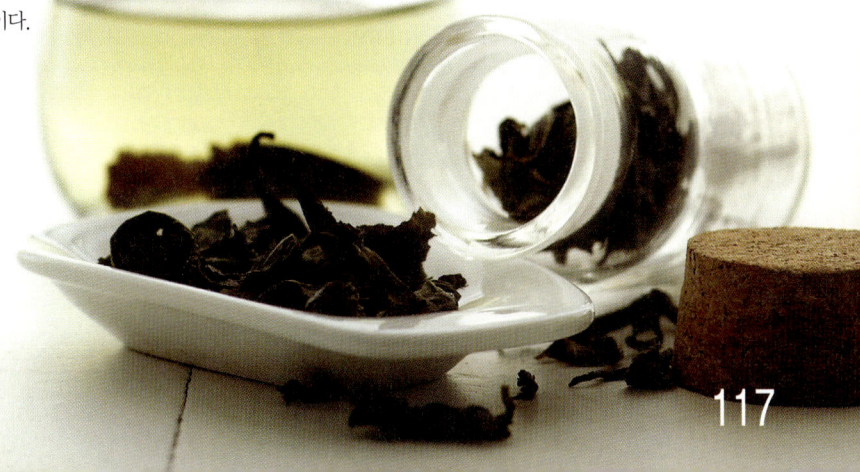

리프팅 페이스 요가 — 피부 가꾸기

뾰루지 완화하기

위를 자극하는 동작을 통해 신진대사의 기능을 회복시킨다.

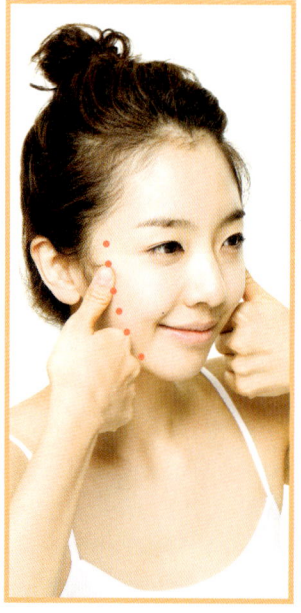

1 얼굴에 힘을 뺀 상태에서 양쪽 엄지로 관자놀이부터 얼굴 라인을 따라 지압하듯이 턱까지 누르며 내려온다.

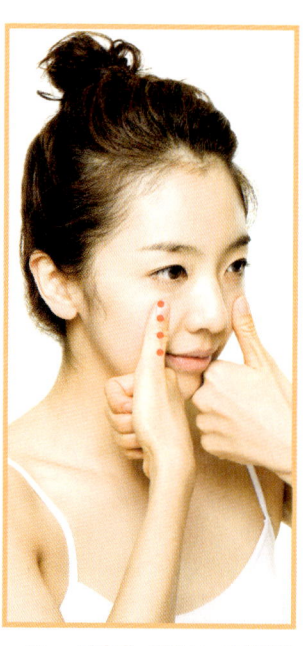

2 다음은 턱에서 시작해서 광대뼈 앞부분까지 천천히 눌러준다. 이때 호흡은 자연스럽게 한다.

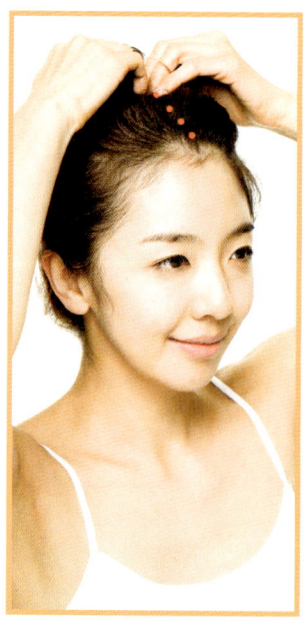

3 이마와 머리가 시작되는 부분부터 정수리 부근까지 지압하듯이 눌러준다. 3회 반복한다.

기미 주근깨 없애기

눈 밑을 흐르는 모세혈관을 자극해 혈액순환을 촉진시킨다.

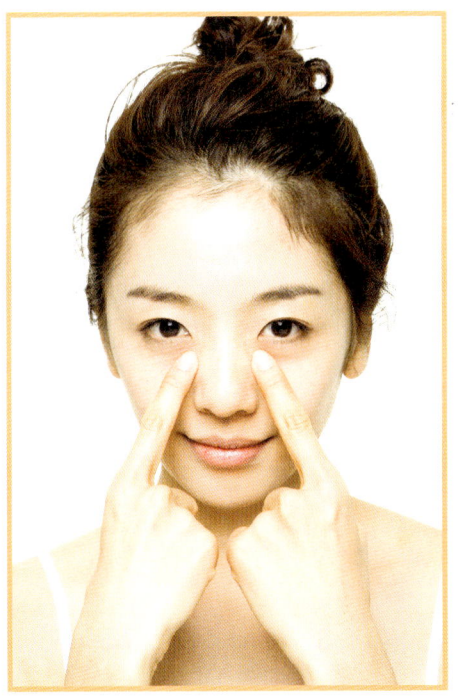

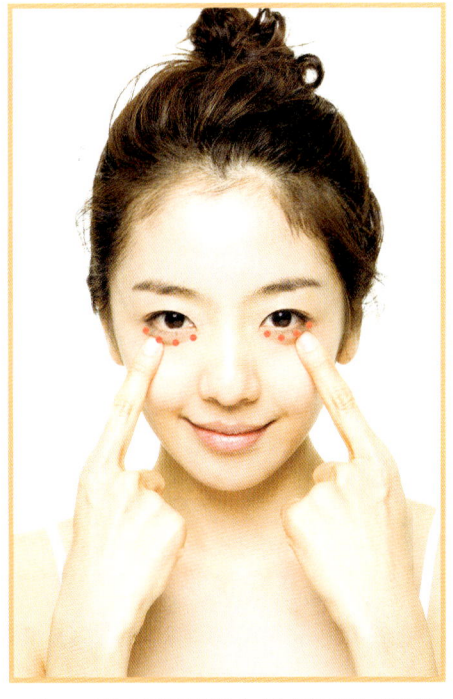

1. 얼굴에 힘을 뺀 상태에서 양쪽 눈 밑 뼈 앞머리에 양 검지를 갖다 댄다.

2. 숨을 들이마시면서 눈 밑 뼈를 따라 바깥쪽으로 2~3초 지그시 누르며 관자놀이 앞부분까지 눌러준다. 다시 숨을 내쉬면서 바깥쪽에서 안쪽으로 천천히 눌러주며 돌아온다. 위 동작을 3회 반복한다.

리프팅 페이스 요가

수분 머금은 피부 만들기

피지선을 자극해 림프의 흐름을 촉진시키면 수분을 유지시켜주는 효과가 있다.

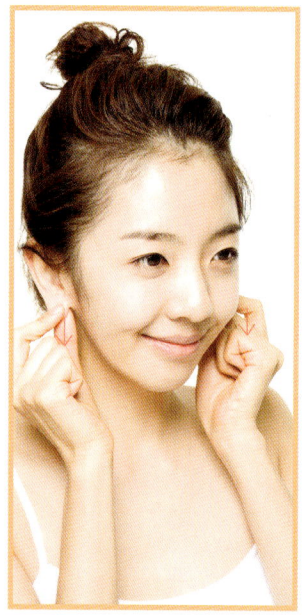

1 에센스나 오일을 엄지와 검지에 발라서 양쪽 귓불을 아래로 살짝 잡아당긴 후 귓불 아래 끝을 지그시 눌러준다.

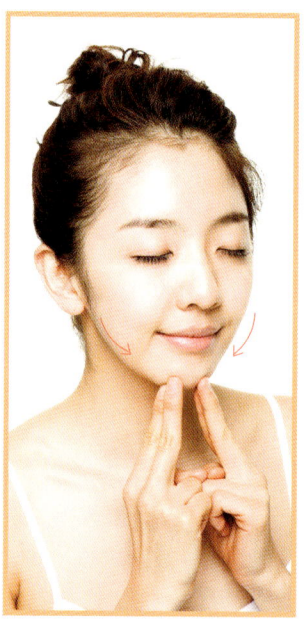

2 얼굴에 힘을 뺀 상태에서 검지와 중지를 모아 양쪽 귓불 끝부터 턱 중앙까지 쓸어내린다. 이 동작을 연속해서 3회 반복한다.

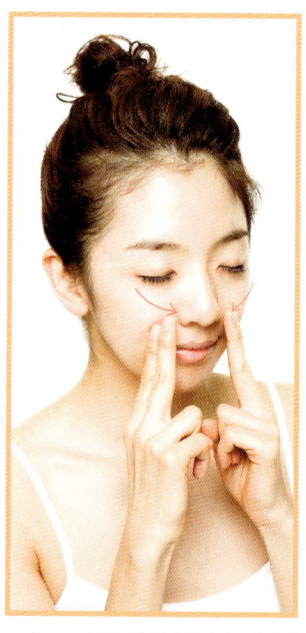

3 숨을 들이마시면서 턱관절에 검지와 중지를 대고 숨을 내쉬면서 광대뼈를 따라 코 앞까지 쓸어준다. 이 동작 역시 3회 반복한다.

화장 잘 받는 피부 만들기

림프를 강하게 자극해 노폐물 배출을 돕는다.

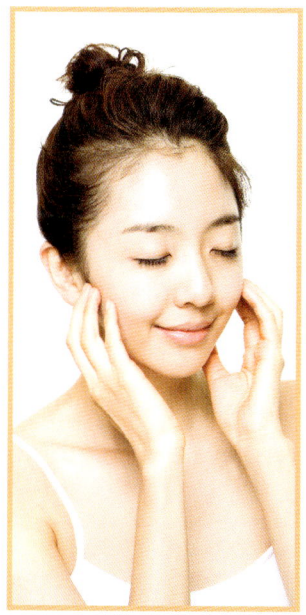

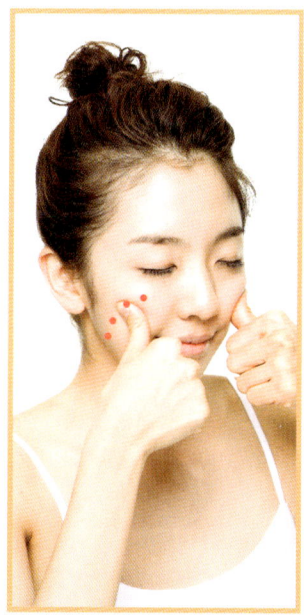

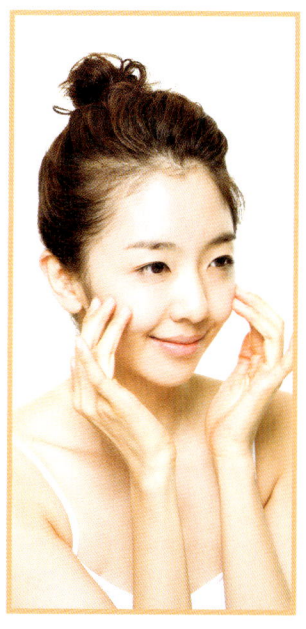

1 얼굴에 힘을 뺀 상태에서 편안히 눈을 감고 양 엄지를 턱관절에 갖다 댄다.

2 숨을 들이마시면서 엄지로 턱관절부터 광대뼈를 따라 꼭꼭 눌러준다. 이 동작을 3회 반복한다.

3 이후 양 손가락 끝을 이용해 이마에서부터 시작해 양볼, 턱까지 가볍게 톡톡 두드리는 동작을 10회 이상 반복한다.

기능성 스트레칭   Better sex workout

무릎 세워 뒷발 당기기

허벅지 체지방 분해 효과와 동시에 골반 안쪽의 근육을 단련시키는 효과가 있다.

1 무릎과 양손을 바닥에 닿은 상태로 고양이자세를 취하고 양손은 어깨, 무릎, 엉덩이와 일직선이 되도록 한다.

2 왼쪽 다리를 앞으로 내밀고 무릎을 90도로 구부린 후 상체를 들어올린다. 가슴을 내민 상태로 오른쪽 발끝을 뒤로 잡는다.

3 발을 잡은 손을 엉덩이 쪽으로 잡아당긴다. 30초간 유지 후 다리를 바꿔 반복한다.

Check Point 스트레칭 되는 다리의 발끝부분을 잡고 엉덩이에 최대한 밀착시키세요.

30초간 유지

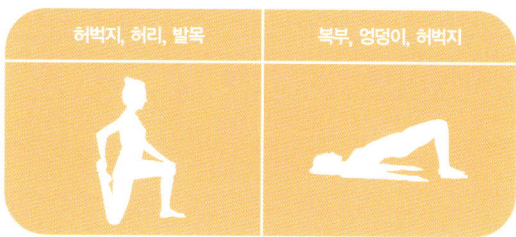

골반 들어올리기

골반과 엉덩이의 군살을 빼주면서 탄력을 높여준다.

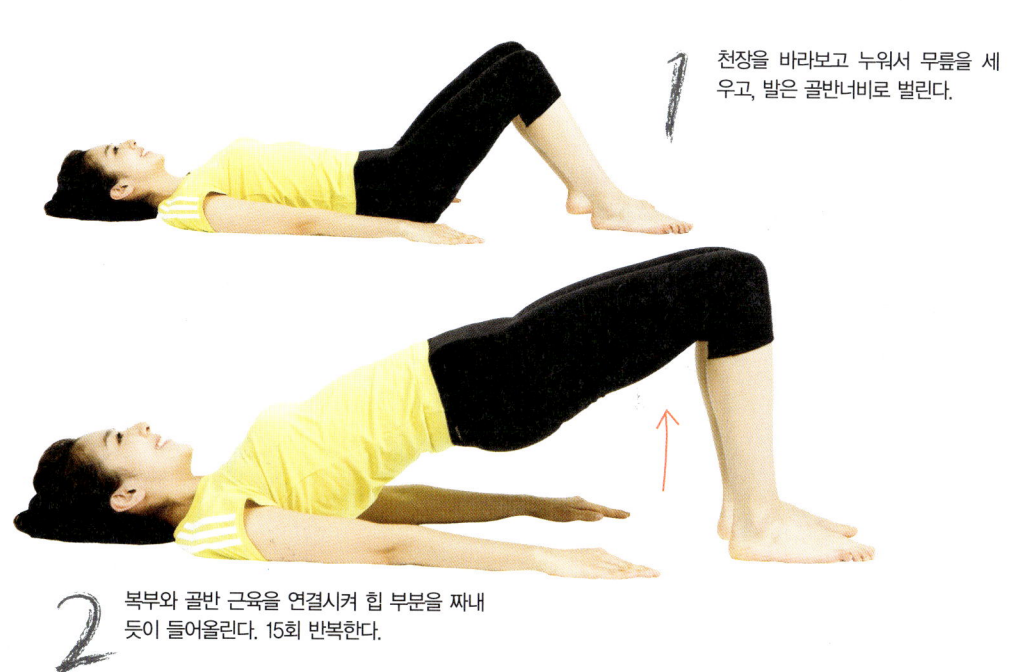

1 천장을 바라보고 누워서 무릎을 세우고, 발은 골반너비로 벌린다.

2 복부와 골반 근육을 연결시켜 힙 부분을 짜내듯이 들어올린다. 15회 반복한다.

Check Point!
무릎에서 머리까지 대각선이 그려지도록 자세를 유지하세요.

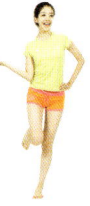

기능성 스트레칭

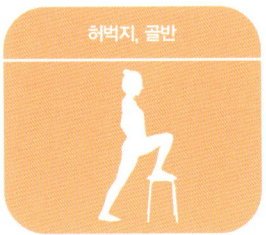
허벅지, 골반

무릎 세우기

대퇴부, 엉덩이 근육을 유연하게 만들어준다.

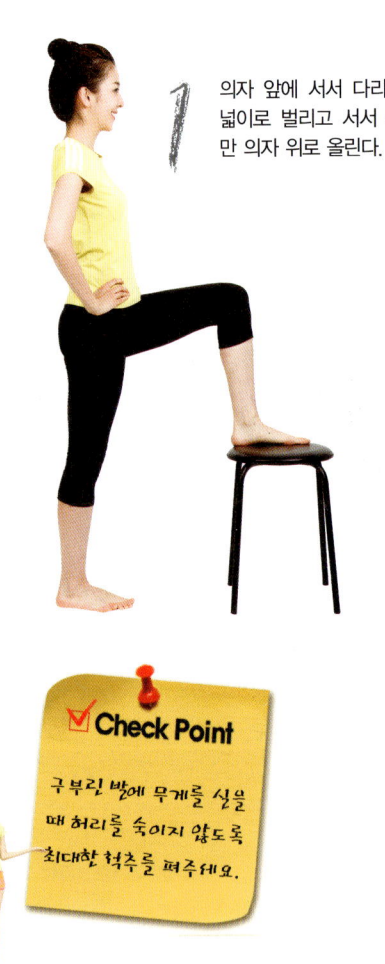

1 의자 앞에 서서 다리는 엉덩이 넓이로 벌리고 서서 왼쪽 다리만 의자 위로 올린다.

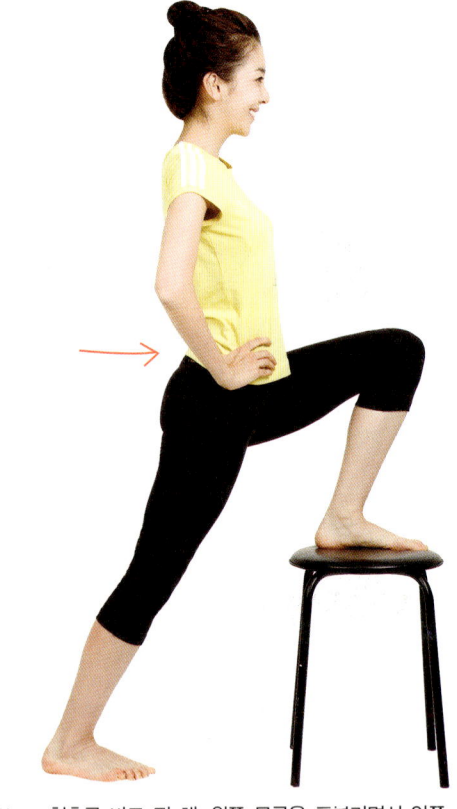

2 척추를 바로 편 채, 왼쪽 무릎을 구부리면서 안쪽 허벅지가 당김을 느낀다. 이때 오른쪽 발은 여전히 무게중심을 유지하고 선다. 15초간 흔들림 없이 동작을 유지한 후 발을 내려놓는다. 다리를 바꿔 실시한다.

Check Point
구부린 발에 무게를 실을 때 허리를 숙이지 않도록 최대한 척추를 펴주세요.

Let's Break~!

만족을 위해선 테크닉이 필요하다!

생식기 건강 UP시키는 PC운동

몸에서 사용하지 않는 근육은 부피와 밀도도 점점 줄어든다. 사용하지 않는 근육이 칼로리를 소모하는 것을 막고 에너지 효율성을 확보하기기 위함인데, 이게 우리의 신체 기능을 떨어뜨리기도 한다.

PC근육이란 무엇인가?

PC(Pubococcygeous) 근육은 치골에서 꼬리뼈까지 걸쳐져 있는 근육으로, 골반 장기 및 생식기를 받쳐주고 있는 역할을 한다. 소변 줄기를 멈출 때 사용하는 근육으로 이해하면 쉽다. 방광, 자궁, 직장에 걸쳐져 있기 때문에 소변을 멈추고, 질을 수축시키고, 항문을 조이는 역할을 동시에 수행한다. 다른 근육처럼 PC근육 또한 나이를 먹으면서 퇴화되므로 요실금, 변실금 등을 예방하려면 꾸준한 운동을 통해 단련시켜야 한다.

스스로 PC근육을 단련시키는 운동 수칙

하루에 2~3차례 시행하며 1회에 3~5분 정도 근육을 조이는 훈련을 시작한다.

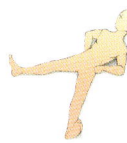

바닥에 누워서 다리를 어깨너비만큼 벌린다. 아랫배와 엉덩이 근육을 편안하게 이완시킨 상태에서 PC근육을 5초간 수축시킨다.

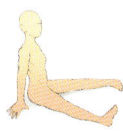

상체를 세우고 앉아서 엉덩이 뒤쪽 바닥에 손을 짚고, 양 발끝을 바깥쪽을 향하게 한다. 5초 동안 서서히 양 발끝을 안쪽으로 향하게 하면서 PC근육을 수축시킨다.

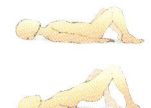

바닥에 등을 대고 똑바로 누운 상태에서 숨을 들이 마시면서 엉덩이를 위로 들어 올린다. 이때 PC근육을 조여주면서 서서히 엉덩이를 들어올리는 것이 포인트. 5초간 수축한 후에는 어깨, 등, 엉덩이 순서로 바닥으로 내려온다. 바닥에 누워서 다리를 어깨너비만큼 벌린다. 아랫배와 엉덩이 근육을 편안하게 이완시킨 상태에서 PC근육을 5초간 수축시킨다.

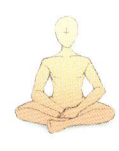

허리를 곧게 세우고 가부좌 자세로 앉는다. 5초 동안 서서히 PC근육을 수축시켰다가 풀어주기를 반복한다.

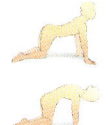

양 무릎과 손바닥을 바닥에 댄 후, 숨을 들이마시면서 등을 동그랗게 구부리면서 5초간 PC근육을 수축시킨다. 등을 바닥과 수평이 되도록 내리면서 숨을 내쉰다.

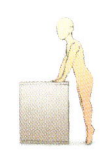

서 있는 상태에서 의자나 테이블을 잡고 몸의 균형을 잡는다. 뒤꿈치를 들어서 까치발을 한 상태에서 PC근육을 수축시켰다가 이완시키기를 반복한다. 뒤꿈치를 들고 하면 훈련 강도를 높일 수 있어서 좋다.

기능성 스트레칭   골반 교정 파자마 다이어트

엉덩이 유연성 높이기

골반의 위치를 바르게 하여 좌골신경통을 예방하고, 발목, 무릎 그리고 엉덩이의 유연성을 향상시킨다.

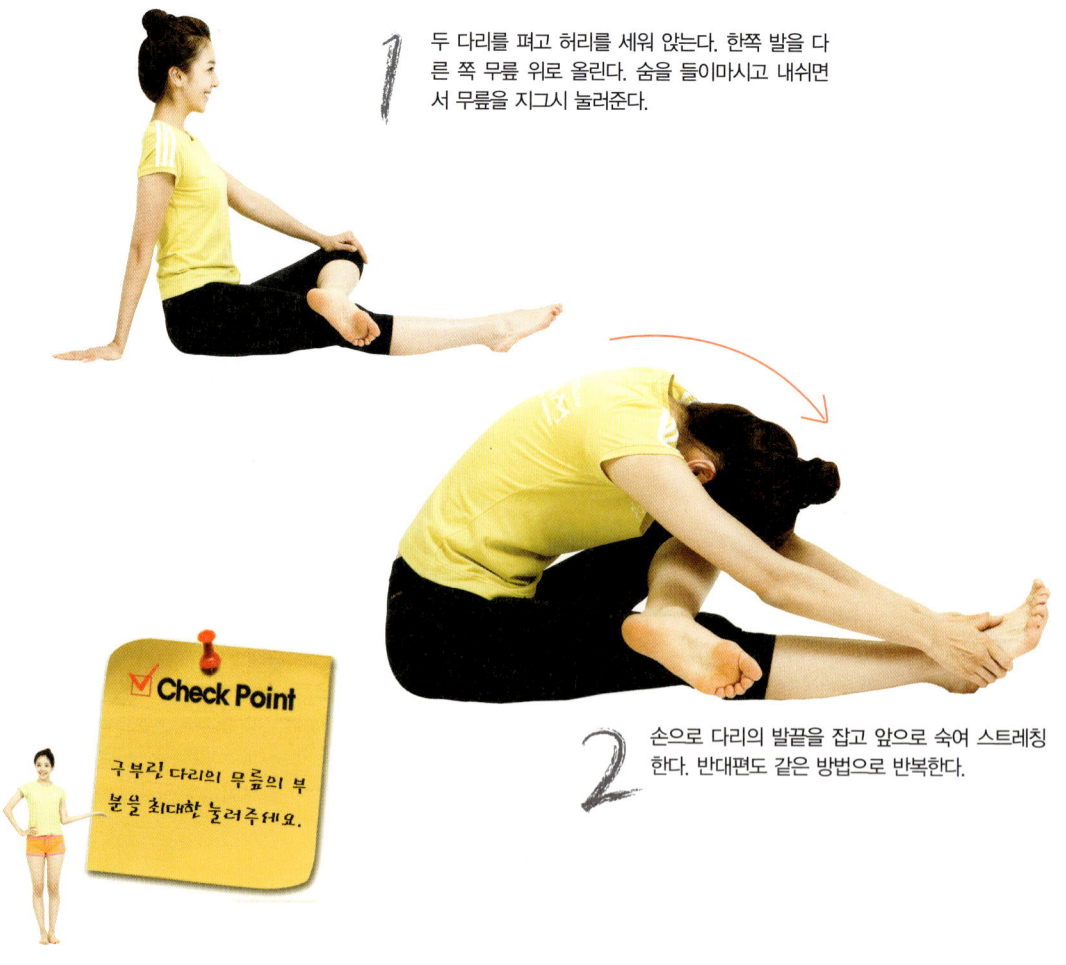

1 두 다리를 펴고 허리를 세워 앉는다. 한쪽 발을 다른 쪽 무릎 위로 올린다. 숨을 들이마시고 내쉬면서 무릎을 지그시 눌러준다.

2 손으로 다리의 발끝을 잡고 앞으로 숙여 스트레칭한다. 반대편도 같은 방법으로 반복한다.

Check Point
구부린 다리의 무릎의 부분을 최대한 눌러주세요.

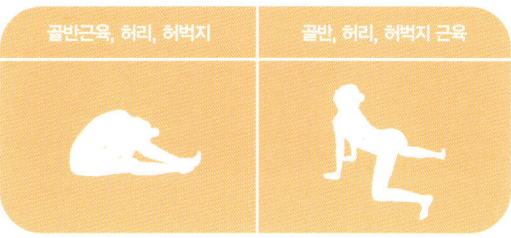

골반 교정하기

허벅지 안쪽 근육을 당겨줌으로써 골반의 교정효과를 가진다.

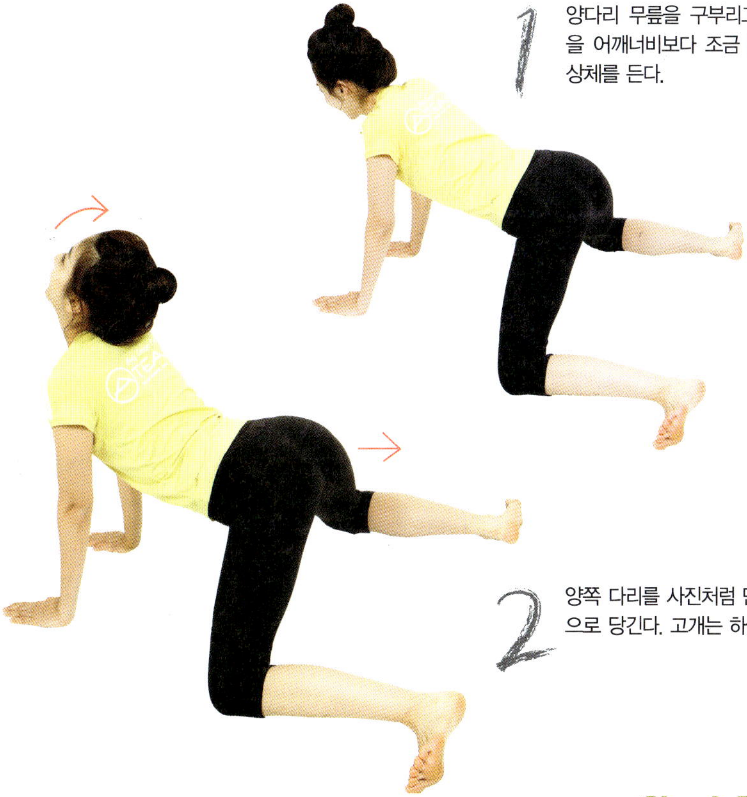

1 양다리 무릎을 구부리고 엎드린다. 양팔을 어깨너비보다 조금 넓게 벌려서 살짝 상체를 든다.

2 양쪽 다리를 사진처럼 만든 후 엉덩이 쪽으로 당긴다. 고개는 하늘을 향한다.

Check Point!
고개를 천장을 보고 아랫배를 최대한 내려주세요. 자세가 잘 잡히지 않으면 양쪽 발을 벽에 대고 골반이 당기는 것을 느끼세요.

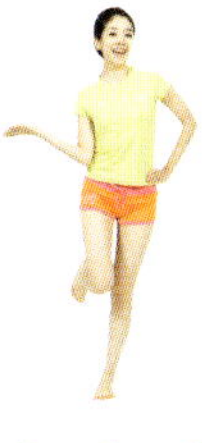

기능성 스트레칭 커플 파자마 다이어트

온몸 피로 풀어주기

등과 허리는 물론 어깨와 가슴, 다리 등 온몸 근육을 풀어주는 동작으로 신진대사를 원활하게 하는 효과가 있다.

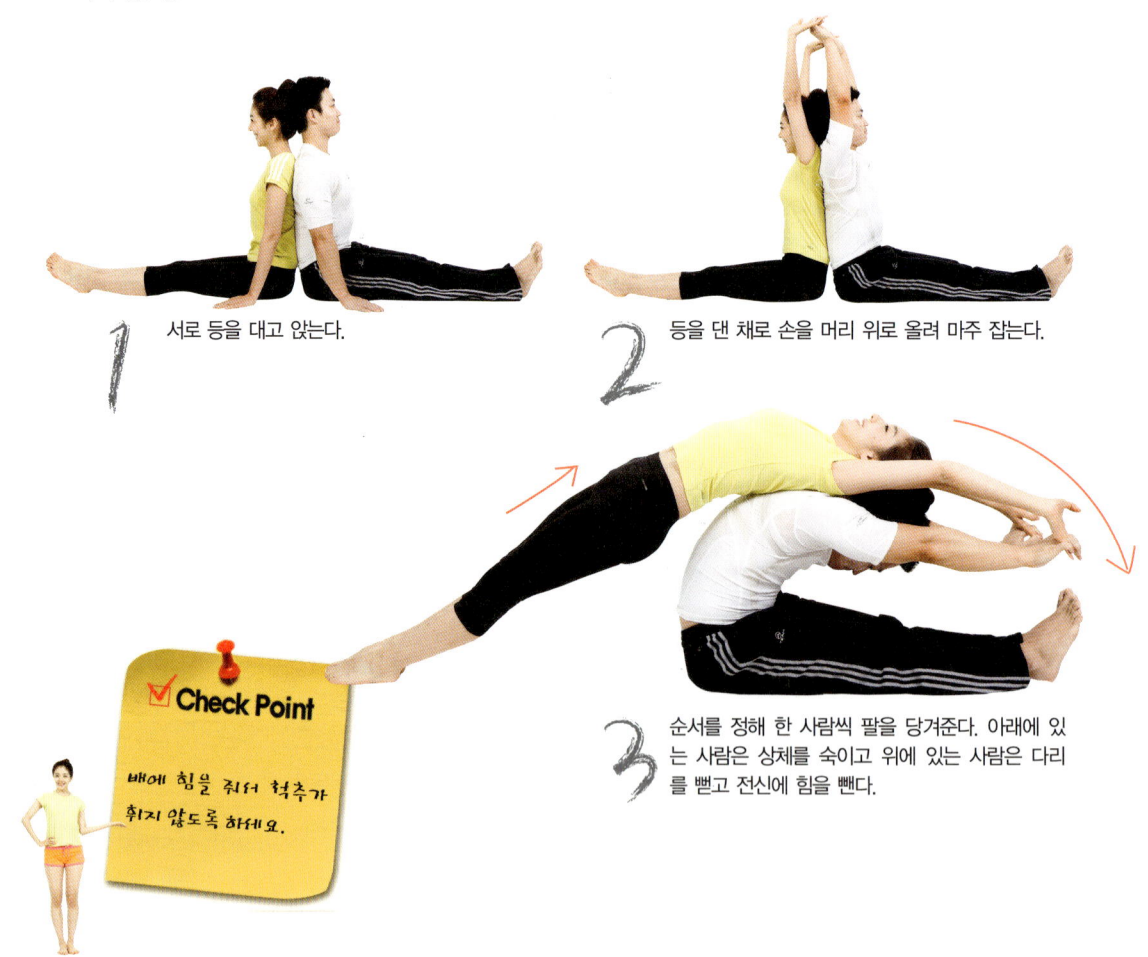

1. 서로 등을 대고 앉는다.

2. 등을 댄 채로 손을 머리 위로 올려 마주 잡는다.

3. 순서를 정해 한 사람씩 팔을 당겨준다. 아래에 있는 사람은 상체를 숙이고 위에 있는 사람은 다리를 뻗고 전신에 힘을 뺀다.

Check Point
배에 힘을 줘서 척추가 휘지 않도록 하세요.

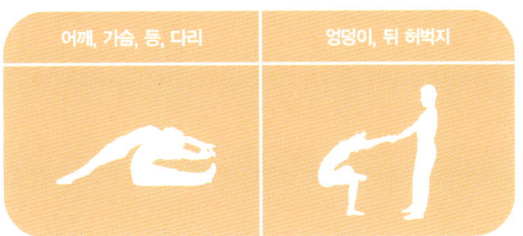

커플 골반 교정 자세 I

엉덩이 근육은 허벅지 다음으로 큰 근육으로 기본 신체활동을 할 때 큰 에너지의 원천이 될 수 있다.

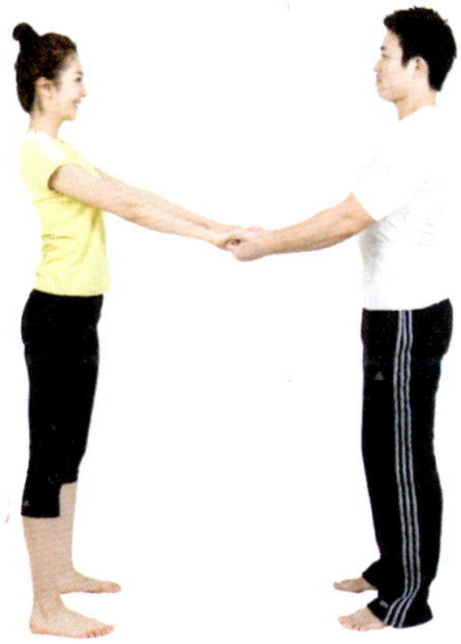

1. 서로 마주 보고 양손을 잡는다.

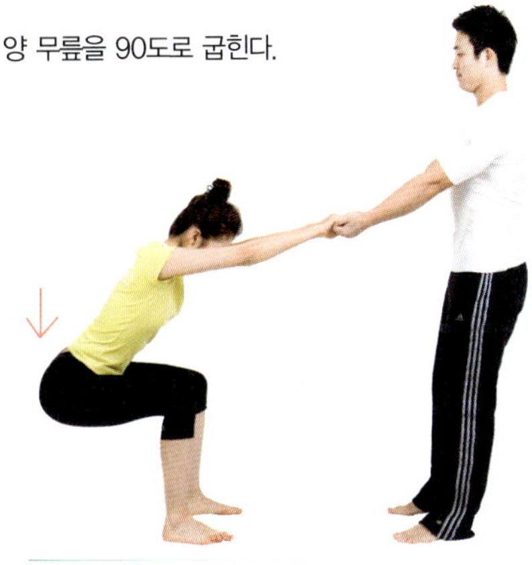

2. 양 무릎을 90도로 굽힌다.

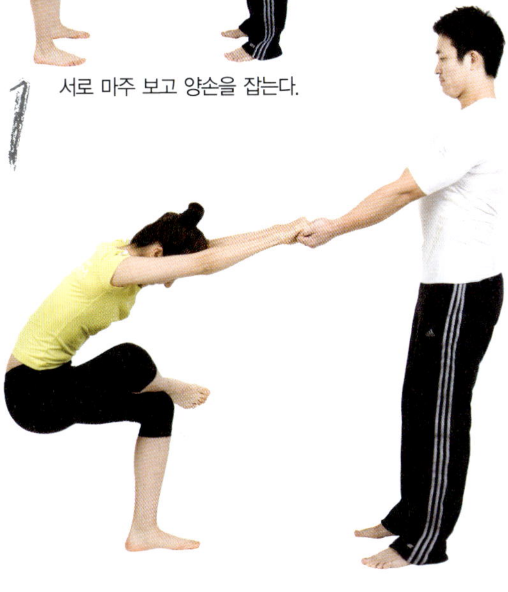

3. 다리를 올리고 엉덩이를 뒤로 빼면서 고관절의 이완을 충분히 느낀다. 양발에 대한 스트레칭이 끝나면 자세를 바꿔서 실시한다.

129

기능성 스트레칭

커플 골반 교정 자세 Ⅱ

골반 교정 효과가 있다.

1 바닥에 바르게 눕는다.

2 파트너는 양손으로 누워 있는 사람의 무릎과 발뒤꿈치를 잡는다.

15~20 초간 유지

Check Point
누워 있는 사람이 골반의 자극을 느낄 수 있도록, 파트너는 뒤꿈치를 무릎과 함께 밀어주세요.

3 누워 있는 사람의 무릎이 구부러지게 하며 서서히 밀어준 채 15~20초 동안 유지한다.

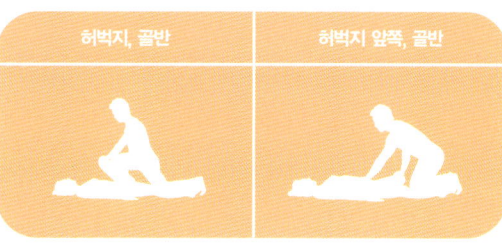

커플 골반 교정 자세 Ⅲ

골반의 좌우대칭을 맞추기 위해 골반 부위에 자극을 준다.

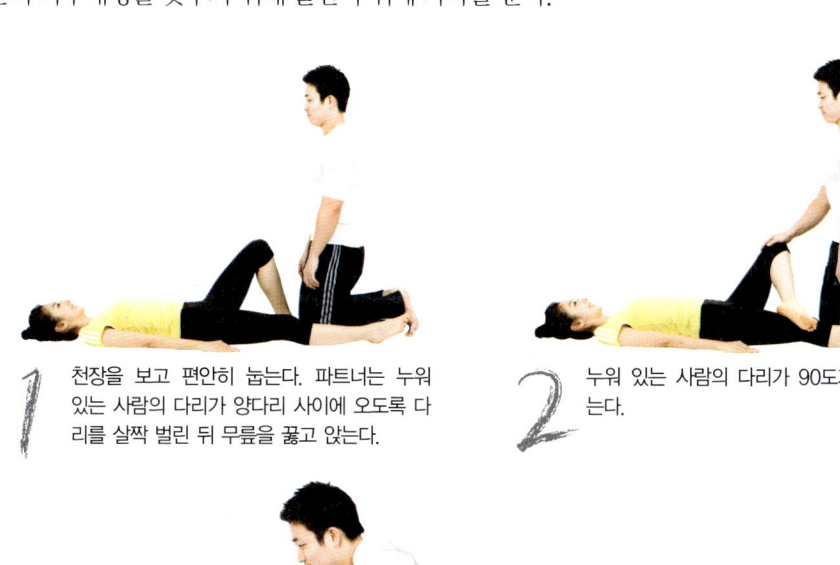

1 천장을 보고 편안히 눕는다. 파트너는 누워 있는 사람의 다리가 양다리 사이에 오도록 다리를 살짝 벌린 뒤 무릎을 꿇고 앉는다.

2 누워 있는 사람의 다리가 90도가 되도록 접는다.

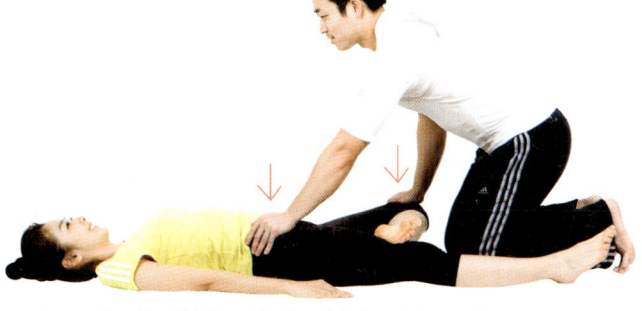

3 파트너는 왼손을 누워 있는 사람의 골반에, 오른손을 무릎 관절 위에 놓는다. 다리가 다이아몬드 형태가 되도록 바깥쪽으로 천천히 누른다. 반대편도 같은 방법으로 실시한다.

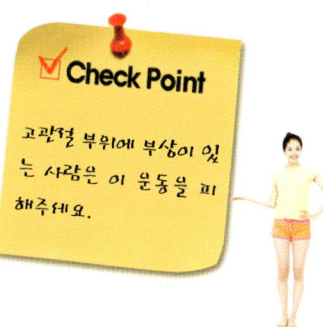

Check Point

고관절 부위에 부상이 있는 사람은 이 운동을 피해주세요.

기능성 스트레칭

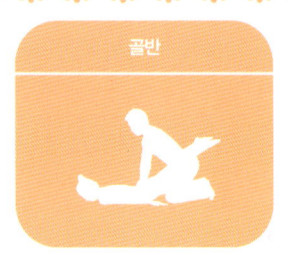
골반

커플 골반 교정 자세 Ⅳ

골반 교정 효과가 있다.

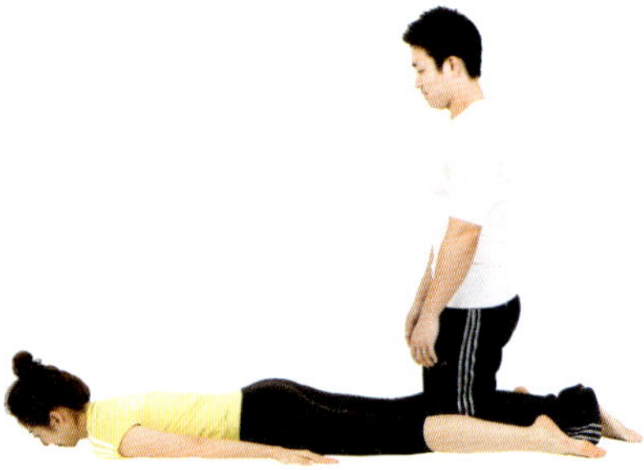

1 한 사람은 바닥에 편안히 엎드린다. 파트너는 엎드려 있는 사람의 다리 사이 공간에 무릎서기를 한다.

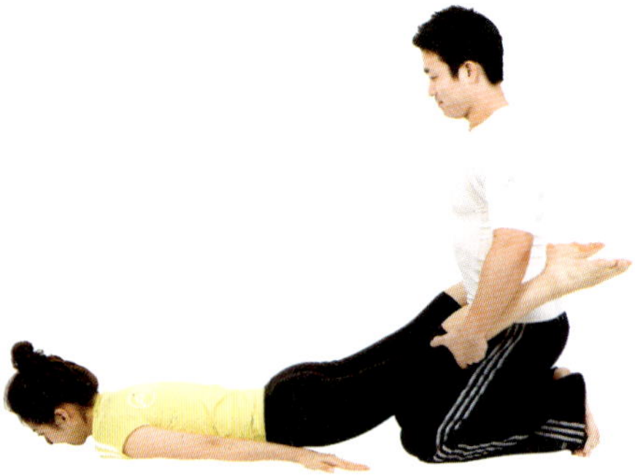

2 파트너는 엎드려 있는 사람의 양다리를 들어 자신의 허벅지 위로 받친다.

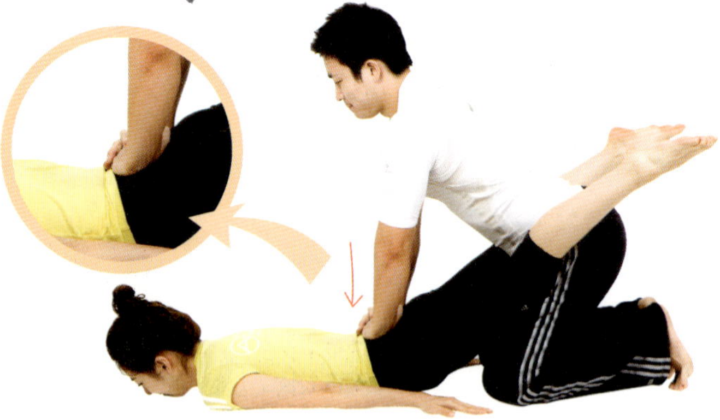

3 깍지를 끼고 몸을 숙이며 팔꿈치 부분의 관절을 이용해 엎드려 있는 사람의 엉덩이 부분 관절을 지그시 누른다.

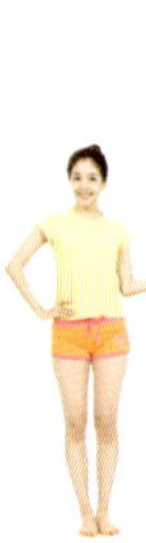

Check Point
상대방이 아프지 않도록 적당히 눌러주세요.

Let's Break~!

내 여자에겐 석류팩, 내 남자에겐 딸기팩

활력을 주는 석류팩 vs 딸기팩

푸석푸석하고 축 처진 피부는 피곤해 보이고 활력이라곤 없어 보인다. 당장 피부에 활력과 윤기를 주기 위해 천연팩을 만들어보자. 제조시간 5분! 커플의 궁합까지 보장하는 활력 팩을 지금부터 공개한다.

〈재료 + 만드는법〉

석류 1/2개, 녹차가루 1큰술, 플레인 요구르트 3큰술

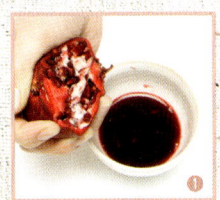
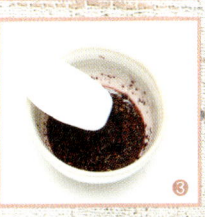

❶ 석류를 짜 즙을 낸다.
❷ ①에 녹차가루 1큰술을 넣고 잘 섞는다.
❸ ②에 플레인 요구르트 3큰술을 넣어 잘 섞는다. 믹서가 있다면 석류씨를 곱게 갈아 팩에 섞는다.

〈재료 + 만드는법〉

딸기 4개, 플레인 요구르트 1큰술, 라임 오일 2방울

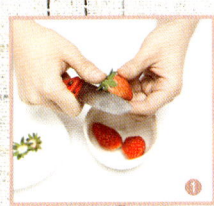
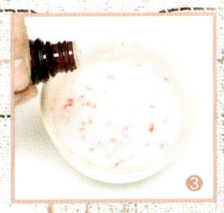

❶ 딸기는 소금물에 깨끗이 씻은 후 꼭지를 따고 으깨어 놓는다.
❷ ①에 플레인 요구르트 1큰술을 넣고 잘 섞는다.
❸ ②에 라임 오일 2방울을 넣고 잘 섞는다.

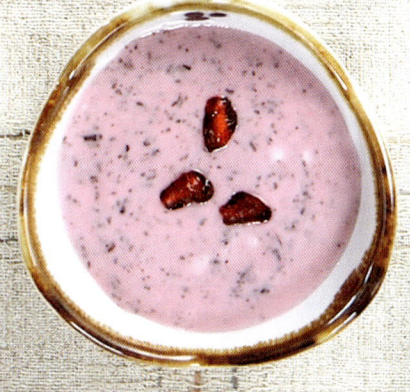
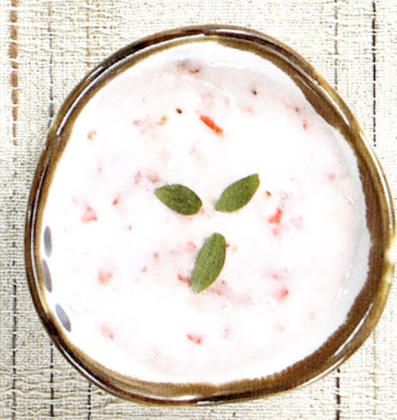

기능성 스트레칭   아랫배를 따뜻하게 하는 스트레칭

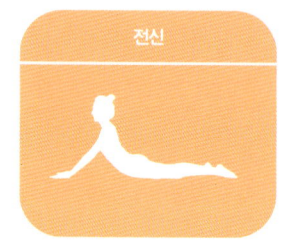
전신

엎드려서 상체 세우기

상체를 젖히면 경추, 흉추, 요추, 발끝까지 모두 자극된다. 이 자세는 어깨 결림을 예방하고, 허리를 강화시키며 등과 허리의 군살을 빼준다. 앞으로 휘어진 척추를 교정하는 데도 좋다.

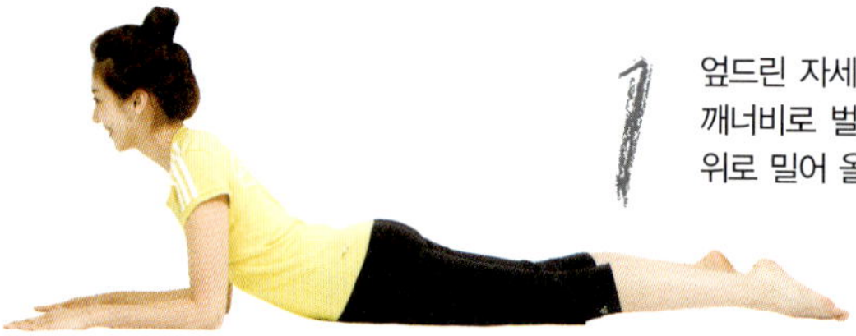

1 엎드린 자세에서 두 손을 가슴 바로 옆으로 짚고 다리는 어깨너비로 벌린 상태로 천천히 호흡을 들이마시면서 상체를 위로 밀어 올린다.

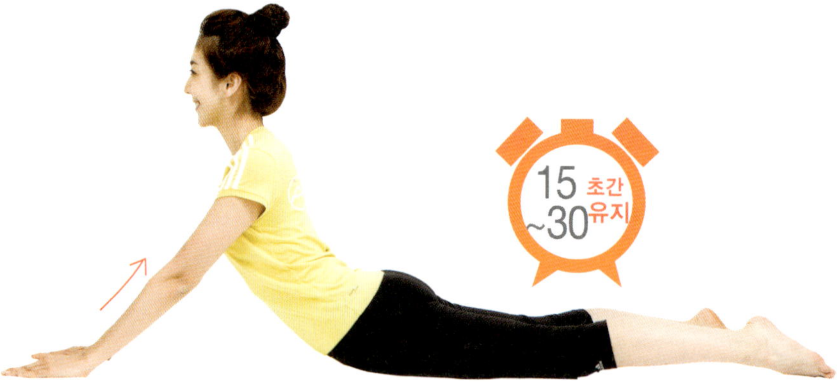

15~30초간 유지

2 배가 완전히 들리지 않도록 허리 부분까지 상체를 들어 올린 뒤 숨을 입으로 내뱉는다. 시선은 턱을 들어 올려 약간 위를 바라본다. 엉덩이에 힘을 주어 자세를 잡아준다. 그 자세로 15~30초간 유지한 뒤 다시 천천히 팔꿈치를 구부리면서 내려온다. 3회 반복해준다.

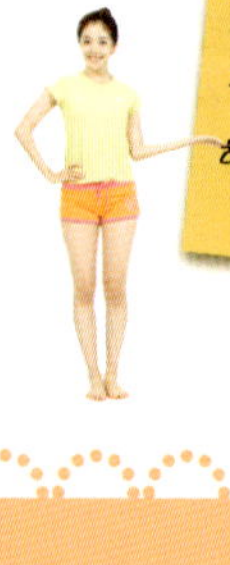

Check Point
정면을 보고, 팔꿈치가 구부러지지 않도록 주의하세요.

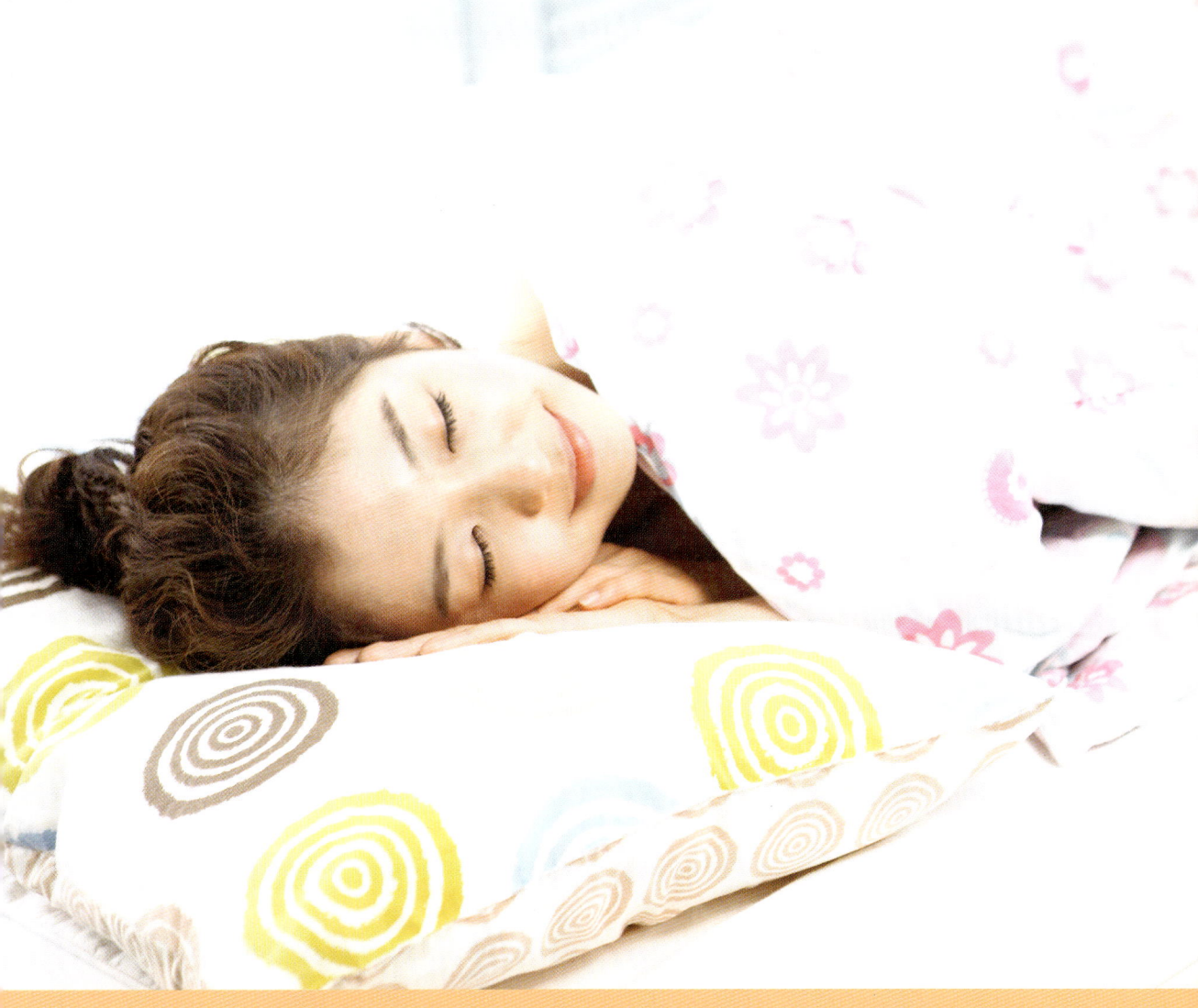

어때요? 잠들기 전 10분 투자로 몸이 한결 가벼워졌죠?
'파자마 다이어트' 운동법은 주로 몸의 큰 근육을 비틀기 때문에
작은 동작, 짧은 시간에도 큰 효과를 얻을 수 있답니다.
과식, 폭식, 야식, 늦은 식사로 잠들기가 두려울 때도 '파자마 다이어트'를 따라 해보세요.
잠든 사이 지방으로 축적될 칼로리를 모조리 태워버릴 수 있으니까요.
하루 동안의 피로를 싹 날려버리고 숙면을 취하는 것은 보너스!
건어물녀처럼 침대나 소파에 축 늘어져있지 말고
잠들기 전에는 항상 '파자마 다이어트' 잊지 마세요.
매일매일 10분의 습관이 아름다운 몸매와 건강을 지켜줄 거예요.

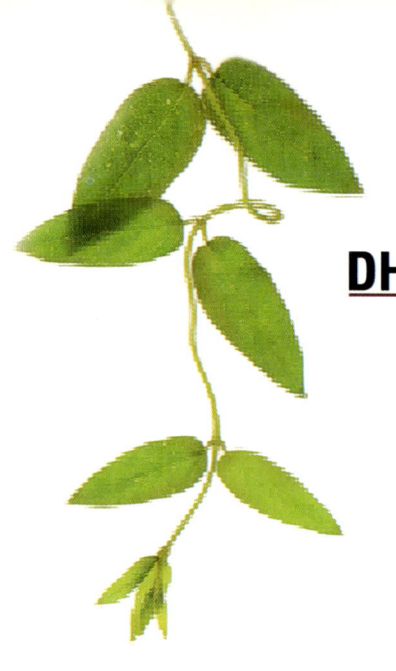

Dream of Body Shaping

DHC BS Program

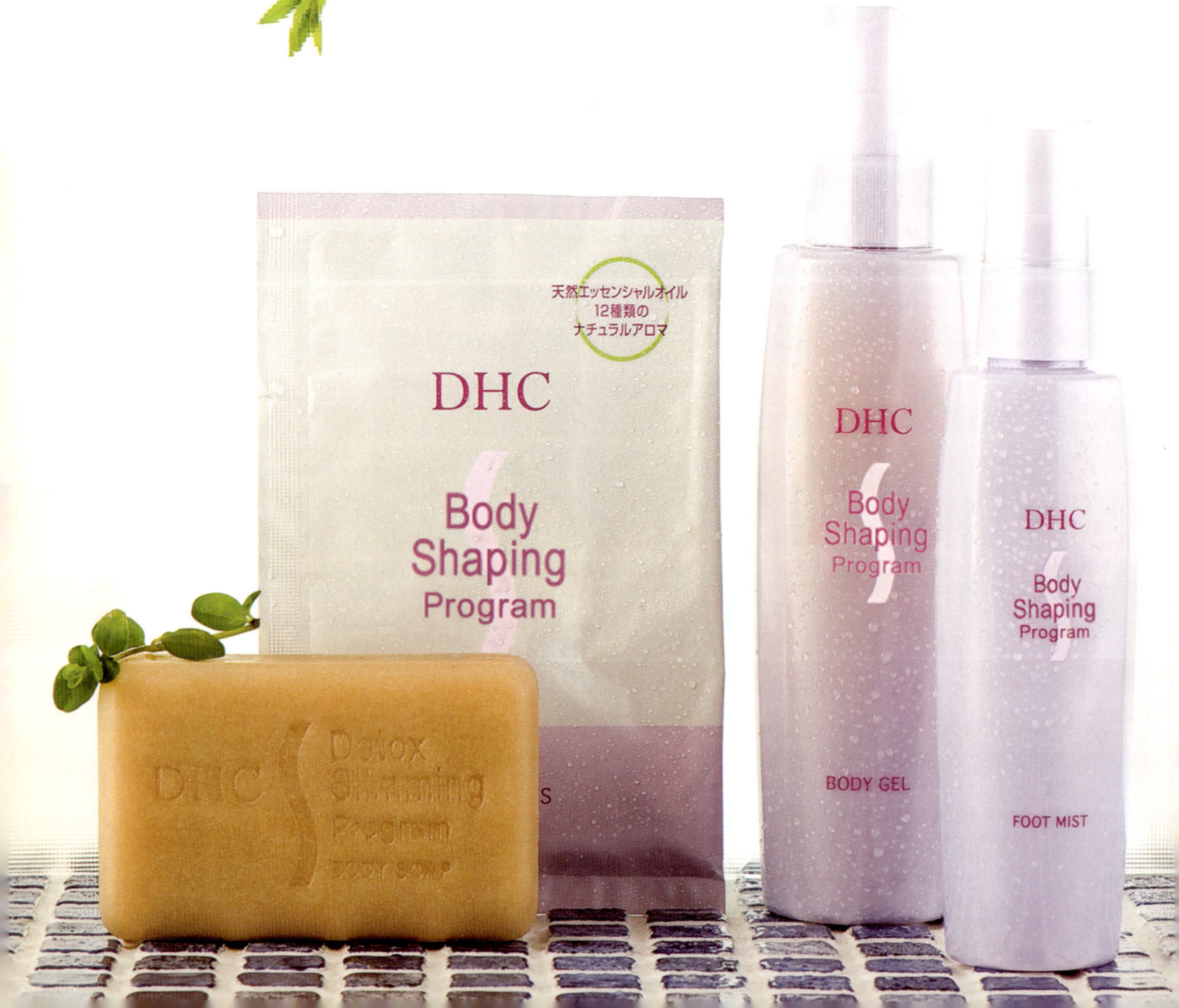